DIRECIONAMENTO NUTRICIONAL PARA O TRIATHLON
DA CIÊNCIA À PRÁTICA

Copyright© 2020 by Literare Books International
Todos os direitos desta edição são reservados à Literare Books International.

Presidente:
Mauricio Sita

Vice-presidente:
Alessandra Ksenhuck

Capa, diagramação e projeto gráfico:
Marcelo Sazo

Revisão:
Luciana Mendonça

Diretora de projetos:
Gleide Santos

Diretora executiva:
Julyana Rosa

Diretor de marketing:
Horacio Corral

Relacionamento com o cliente:
Claudia Pires

Impressão:
Impressul

Dados Internacionais de Catalogação na Publicação (CIP)
(eDOC BRASIL, Belo Horizonte/MG)

B715d	Bonifácio, Luiza Pereira Di.
	Direcionamento nutricional para o triathlon: da ciência à prática / Luiza Pereira Di Bonifácio. – São Paulo, SP: Literare Books International, 2020.
	14,8 x 21 cm
	ISBN 978-65-86939-66-8
	1. Literatura de não-ficção. 2. Triatlo. 3. Nutrição. I. Título.
	CDD 796.4257

Elaborado por Maurício Amormino Júnior – CRB6/2422

Literare Books International
Rua Antônio Augusto Covello, 472 – Vila Mariana – São Paulo, SP.
CEP 01550-060
Fone: +55 (0**11) 2659-0968
site: www.literarebooks.com.br
e-mail: literare@literarebooks.com.br

Luiza Pereira Di Bonifácio
Nutricionista Esportiva e Triatleta

Direcionamento nutricional para o *triathlon:* da ciência à prática

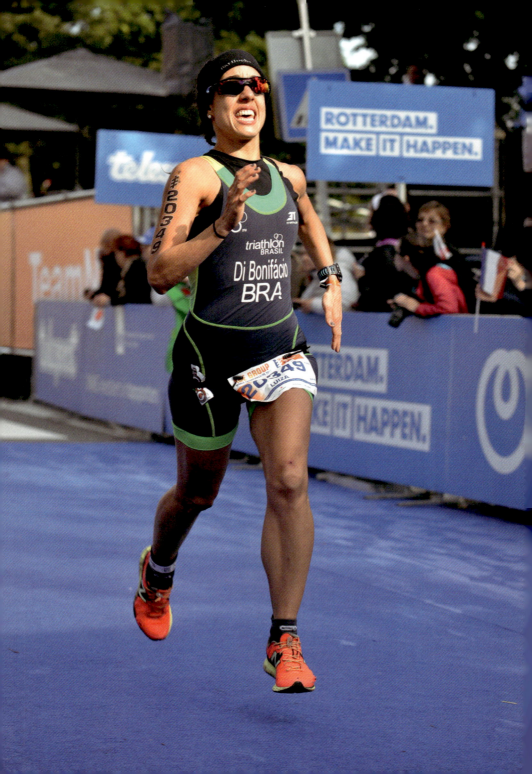

Assim como os carros de Fórmula 1 precisam de excelente combustível para atingir alta velocidade, o corpo do atleta requer manutenção constante, alimentação de qualidade para produzir energia, movimento e performance.

Agradecimentos

Desde criança vivencio o esporte, mas durante o Curso de Nutrição essa paixão se consolidou.

Ao longo desse caminho, as experiências no meio esportivo permitiram aplicar e compreender os casos de atletas que procuravam pela minha orientação nutricional em busca de melhores resultados.

O *triathlon* cresceu na região onde nasci, Ribeirão Preto, e ganhou espaço na minha vida. E, apesar do número de pesquisas e diretrizes que existe para o esporte de *endurance*, sentia dificuldade em aplicar na prática. Notei que as condutas se tornaram mais assertivas conforme aumentava minha experiência em treinos e competições, como consequência, sucesso nos resultados durante o acompanhamento nutricional.

Durante esses anos, construí meus protocolos e condutas individualizadas, levando em consideração toda a base científica, porém associada à prática e aos relatos de cada paciente.

Ouvir o que já realizavam, ajustar os detalhes da dieta, entender o ciclo de treinos foi o ponto crucial para desenvolver cada vez mais acurácia e conhecimento sobre a Nutrição Esportiva aplicada no *triathlon*.

Sem a visão, o compromisso e o apoio de muitas instituições e indivíduos, este livro/*e-book* não seria possível.

Agradeço ao *designer* Marcelo Sazo pelo trabalho impecável que transformou o meu sonho e projeto de anos em algo memorável, um livro/*e-book* de fácil leitura e muito agradável aos leitores.

Agradeço a todos os grandes mestres e treinadores que passaram por toda minha vida, com grande destaque ao conhecido "Alemão", que também auxiliou no desenvolvimento do capítulo sobre o treinamento de natação junto ao Leonardo Costenaro, grande responsável pelas orientações para a realização do capítulo de treinamento, atualmente meu "*coach*" e companheiro de vida.

À participação dos meus queridos pacientes Lucas Hasimoto, Bruno de Almeida, Ruy Facchini, Marisa Kumimatsu, Sandra Galacho, Marina Nassar, Lilyan Walkiria, Epaninondas Junior, Gilberto A. Martins Jr., Iliuska Di Franco, Fabrício Aranda e Daniel Levy, com a apresentação de relatos sobre a vivência e experiência de suas trajetórias nos atendimentos.

Às empresas que acreditaram no meu trabalho selando o projeto dessa grande parceria.

À minha família e a Deus, o maior responsável por cada pensamento e estímulo que tive, e manteve toda minha energia e foco até a realização deste sonho. Obrigada a todos vocês.

Sumário

Prefácio 11
I Introdução 15
II História do *triathlon*: do surgimento ao contexto atual 21
III Treinamento no *endurance* 27
  Fisiologia
  Periodização
IV Planejamento alimentar 37
V Composição corporal 43
  Métodos utilizados
VI Cálculo energético 51
VII Macronutrientes e hidratação 59
  Carboidratos
  Proteínas
  Lipídeos
  Ingestão de líquidos e soluções
VIII Auxílio ergogênico, suplementos, vitaminas e minerais 75
  Auxílio ergogênico e suplementos: creatina, beta-alanina,
  nitrato, bicarbonato de sódio, cafeína
  Vitaminas
  Minerais
IX Saúde intestinal do atleta 87
X Considerações finais 93
  Referências 105

Prefácio

"Mar calmo nunca fez bom marinheiro".
Frase que atribuo à inspiração para o início dessa jornada e aventura da produção do livro.

Amyr Klink, em 1984, a bordo de seu barco a remo *"Paraty"* com apenas seis metros, cruzou sozinho o Oceano Atlântico em 100 dias, partiu da costa da Namíbia no continente africano e chegou à Praia da Espera, no litoral da Bahia, esse feito histórico nos remete a um grande desafio, considerando que na época a navegação por aparelhos não era possível.

O desafio foi calculado, inclusive os eventuais problemas que pudessem existir, e o mais interessante dessa jornada foi exatamente o caminho escolhido.

Klink conhecia tanto o seu objetivo final, que optou por seguir um caminho mais longo, porém usando as correntezas a seu favor.

Quando geramos um número maior de oportunidades, as probabilidades de sucesso aumentam.

E o que é o esporte senão a busca por superação e sucesso, a partir de uma sequência de eventos muito bem treinados e programados com antecedência para realização de um grande objetivo?

Porém, assim como as máquinas precisam de combustível adequado e estratégias para funcionar, o corpo do atleta carece de certos alimentos para produzir energia e movimento, e atingir com sucesso a meta proposta diante de toda carga de treino.

Esportes de *endurance* como o *triathlon* exigem resistência, resiliência e constância, e muitas vezes levam o corpo do praticante a experimentar o limite físico e mental. Nesse contexto, detalhes para orientação e o planejamento alimentar são essenciais no sucesso de grandes conquistas, sejam elas a nível iniciante, amador ou profissional.

No início da minha jornada no esporte e na profissão, tive dificuldades para entender sobre o treinamento e encontrar conteúdo direcionado às estratégias nutricionais e suplementos específicos para o *triathlon,* porém a cada ano a vivência diária da prática em treinos, competições e consultas, junto ao embasamento científico que se tornou mais disponível, me permitiu adquirir maior facilidade em compreender a rotina dos atletas e aplicar a teoria de forma mais assertiva.

Segundo o escritor Mark Twain, os dois dias mais importantes da sua vida são: o dia em que você nasceu e o dia em que você descobre o porquê. A materialização de toda experiência que venho adquirindo sobre treinamento e nutrição voltada ao esporte resultou na produção deste livro, com um apanhado de conteúdo exclusivo que engloba os principais conceitos de treinamento, avaliação e direcionamento nutricional para o *triathlon*, permitindo que nutricionistas, professores, treinadores e atletas se aventurem ou se aprofundem nesse esporte que ganha cada vez mais adeptos.

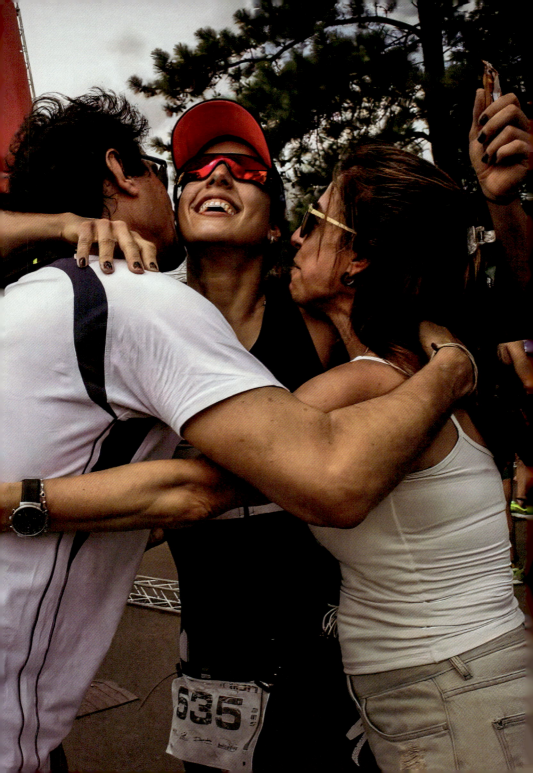

I

Introdução

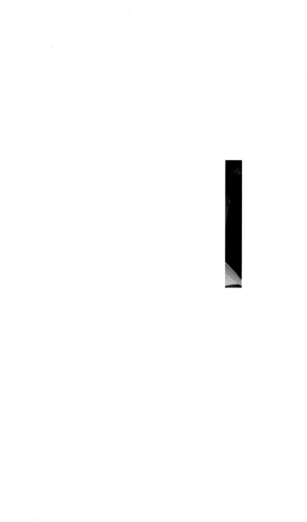

O *triathlon* é considerado um dos esportes mais extenuantes da atualidade, pois exige muito esforço físico e mental. Afinal, são três modalidades olímpicas e uma única prova! Natação, ciclismo e corrida em circuitos que duram até 15 horas.

O interesse por essa modalidade esportiva é crescente. A lista de inscritos do *ironman*, o maior evento de *triathlon* da América Latina, atingiu 2500 inscritos em 2017.

Uma característica do esporte de *endurance*, como o *triathlon*, é o alto percentual de dispêndio energético por um prolongado período de tempo, tanto nos treinos quanto nas competições, sendo necessário garantir que o praticante atinja a demanda fisiológica exigida para essa prática.

A elaboração de um programa de treinamento específico, respeitando a individualidade biológica do atleta (profissional, amador ou iniciante), aliada a um planejamento alimentar para cada fase de treino e preparo até a data principal da competição é de extrema importância.

Este livro traz os principais cuidados nutricionais que devem compor os programas de treinamento do *triathlon*. Inclui conceitos, estratégias já apresentadas em publicações científicas, relatos de atletas e minha experiência pessoal como triatleta.

Direcionamento nutricional para o *triathlon:* da ciência à prática

Relatos dos pacientes

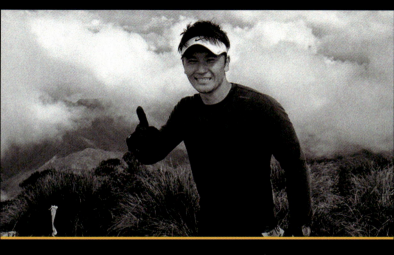

Lucas Hasimoto — CORREDOR ULTRA *ENDURANCE* E TRIATLETA
Fui atleta da Seleção Brasileira de Beisebol (Mundial, Panamericano e Sulamericano). Parei por causa dos estudos e trabalho, e me apaixonei pelas corridas. Desde então, a maior distância que fiz foi a Ultramaratona BR 135 (217km). Ano passado, resolvi concluir meu primeiro 70.3 *IronMan*. Sofri com uma intoxicação alimentar antes da prova, foi então que percebi a importância da alimentação e

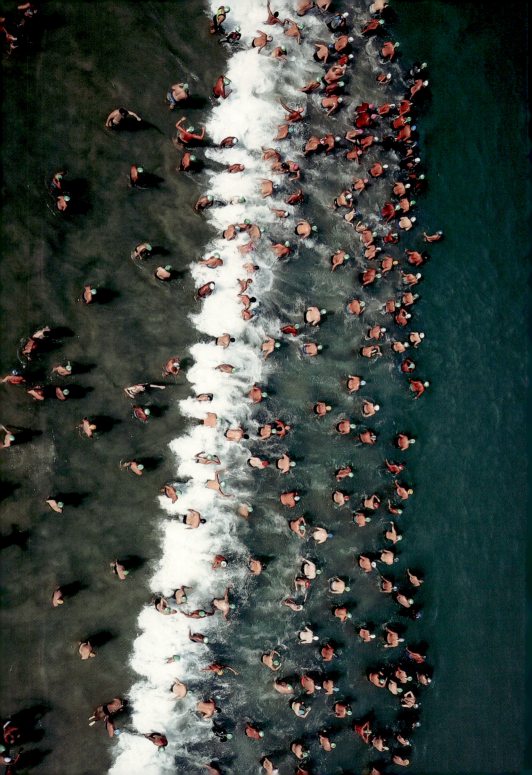

II

História do *triathlon:*
do surgimento ao contexto atual

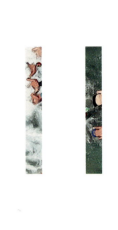

O esporte é um grande fenômeno social e evoluiu muito nos últimos tempos. O primeiro relato de uma prática parecida com o *triathlon* foi em 1920, na França, modalidade chamada *'les trois sports'* (Os três esportes). Nesse ano, o jornal francês *L'Auto* relatou uma competição contínua e sem intervalos de 3 km de corrida, 12 km de ciclismo e travessia a nado do canal de Marne. Outras provas com essas características ocorreram nesse período, mas ainda sem a denominação *'triathlon'*.

Em 1974, a equipe do Clube de Atletismo San Diego realizou uma disputa para mudar a rotina de treinos na pista. O desafio consistia em nadar 550 m, pedalar 8 km e correr 8,5 km. Nascia o *triathlon* moderno, que foi aperfeiçoado até se tornar uma modalidade olímpica com milhões de praticantes em todo o mundo.

O famoso *ironman* surgiu em 1978, em Oahu no Havaí, com um grande questionamento entre homens da região: quais eram os melhores atletas entre nadadores, ciclistas e corredores, e qual prova havaiana poderia comprovar isso. Entre as provas estavam os desafios de 3.800 m de natação da tradicional *Waikiki Water Swin*, os 180 km de ciclismo da famosa *Around the Island Race* e os intermináveis 42.195 km da maratona de Honolulu. John Collins, comandante da marinha americana, lançou o desafio: a prova mais dura seria aquela que englobasse as três provas mais difíceis da ilha, juntas, no mesmo dia.

Em 18 de fevereiro de 1978, 15 homens se apresentaram para a largada do primeiro *ironman* da história. Dos 15, 12 completaram a prova. O vencedor foi Gordon Haller (especialista de comunicações da Marinha), que fechou a prova em incríveis 11h46min. Os finalistas foram chamados de 'homens de ferro'.

Atualmente, as provas de *ironman* acontecem em todos os continentes. São 23 seletivas divididas pela Europa, Ásia, Oceania, África e Américas, que definem 1500 competidores que participam da final onde tudo começou, no Havaí.

O esporte chegou às olimpíadas em 2000, 11 anos após a fundação da *International Triathlon Union*, organização criada com a missão principal de organizar o esporte e levá-lo às olimpíadas.

A grande estreia foi nos Jogos Olímpicos de Sydney, com as distâncias de 1.500 metros de natação, 40 km de ciclismo e 10 km de corrida. Além dessas distâncias, que constituem o *triathlon* olímpico, existe o *'short triathlon'*, que tem exatamente a metade da quilometragem do *triathlon* olímpico (750 m de natação, 20 km de ciclismo e 5 km de natação) o *ironman* 70.3 (1.900 m de natação, 90 km de ciclismo e 21 km de corrida)e a maior prova do *triathlon*, *Ironman Full* (3.800 m de natação, 180 km de ciclismo e 42 km de corrida).

Relatos dos pacientes

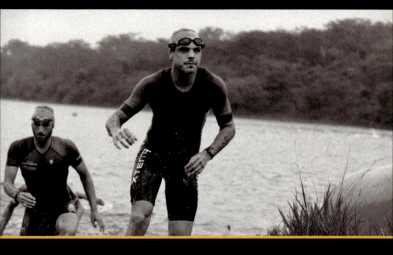

Bruno de Almeida — NADADOR E TRIATLETA
Em 2019, sofri um acidente de bicicleta durante o *Ironman* 70.3 Maceió, fraturei a cabeça do fêmur e passei por uma cirurgia de emergência para colocação de 3 pinos!
Naquele momento, ainda tentando entender quais seriam as etapas da minha recuperação, a Luiza me explicou a importância da alimentação não só para *performance*, mas para reabilitação. Começamos ali um plano nutricional que acompanharia as diferentes fases do meu tratamento,

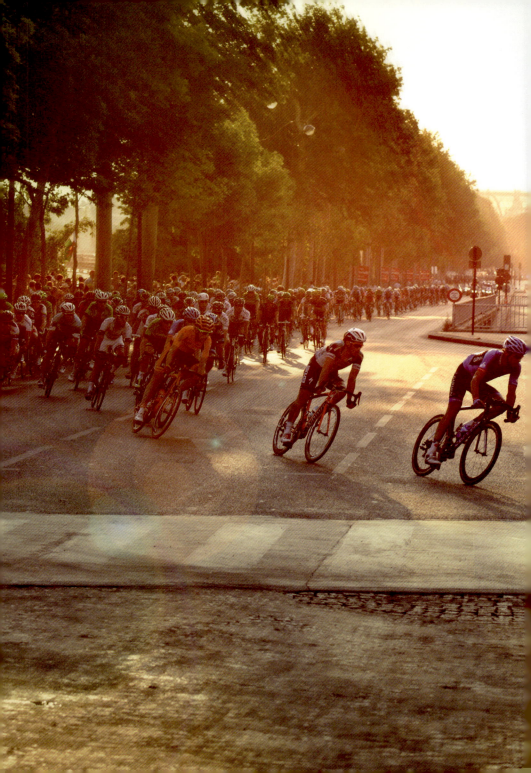

Treinamento no *endurance*

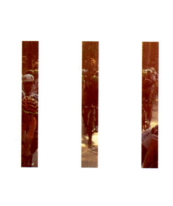

As palavras treinamento e periodização se referem a um processo estruturado e planejado. Esportes de *endurance* têm como conceito manter o organismo se exercitando durante um longo período de tempo.

Com a difusão da maratona de atletismo, o interesse pelas práticas de *endurance* e o número de praticantes são cada vez maiores nesses esportes individuais, que possuem como principais caraterísticas:

1. Resistência;
2. Paciência;
3. Tolerância;
4. Persistência;
5. **Sofrimento.**

O *triathlon* é um esporte de *endurance.*

O intuito deste capítulo é descrever conceitos básicos relativos a essa prática esportiva e trazer informações sobre treinamento e periodização para uma melhor perspectiva no trabalho multidisciplinar.

Em esportes coletivos como no basquete, futebol e outras ligas essa periodização é realizada para uma temporada de meses. No *triathlon* é direcionada para apenas um dia. Todo o esforço de mais de 25 horas semanais acumuladas de treino de atletas profissionais tem como objetivo garantir a melhor *performance* no dia da prova.

Existe uma grande diferença entre estar e ser. 'Estar' atleta é uma condição que se alcança com treinamento, não é algo inato, definido pela vida.

Existem duas etapas distintas no treinamento de *endurance,* ambas de suma importância: a fisiologia e a periodização.

Fisiologia

A Fisiologia do Exercício é a área de conhecimento derivada da Fisiologia que estuda os efeitos agudos e crônicos do exercício físico sobre as estruturas e as funções dos sistemas do corpo humano. O conhecimento dessa disciplina é uma importante ferramenta para entender como o corpo do atleta funciona e direcionar a sua periodização de treinamento.

Para dividir as zonas de treinamento a partir das vias metabólicas, o treinador necessita de testes laboratoriais (indiretos) ou em campo (duplamente indiretos) que determinem os limiares de seu atleta. Dentre eles, o corpo humano apresenta dois tipos de compensação respiratória: o limiar ventilatório e o limiar de lactato[2,3].

O principal limiar que se busca aferir é o LA (limiar de lactato). Segundo o *American College Sports Medicine (ACSM)*, trata-se da intensidade do exercício em que o nível de lactato sanguíneo apresenta um ponto de quebra de linearidade e passa a se acumular de forma mais intensa do que vinha ocorrendo em intensidades de exercício mais leves[4].

Em qualquer intensidade de exercício existe produção de lactato. Porém, em intensidades abaixo do limiar esse lactato não se acumula, pois a velocidade de remoção é igual à velocidade de produção. O lactato só irá acumular quando a velocidade de remoção for inferior a de produção. O LA pode ser expresso em VO2 (ml/kg/min), carga (km/h, mph, watts, kp, outros), frequência cardíaca (bpm) e percentual do VO2 máx.

Esse conceito teve início com o fisiologista Hollman, em 1995. A nomenclatura LA deve-se a maior contribuição do metabolismo anaeróbio, uma vez que o exercício passa a não depender mais das vias aeróbias de produção de energia.

Métodos para aferição de LA

- **Máxima Fase Estável de Lactato (MFEL)**

É o padrão ouro para identificar LA, definido pela Máxima Fase Estável de Lactato (MFEL). De acordo com o comportamento da lactatemia, podemos determinar os limiares de transição metabólica. A MFEL corresponde à mais alta intensidade de esforço que pode ser mantida sem acúmulo de lactato no sangue, ou seja, ocorre quando o lactato produzido é consumido proporcionalmente nos processos metabólicos. Alguns fatores limitantes desse método é que o teste depende de um aparelho de alto custo e envolve de 3 a 6 tentativas, em dias distintos.

- **Limiar Ventilatório**

O gráfico de ventilação do atleta pode ser obtido por meio de um teste de esforço incremental, em que ocorrem inflexões no aumento linear do volume de ar movimentado pelos pulmões. A explicação para esse fenômeno é que o atraso em se atingir um estado estável metabólico faz com que exista um déficit de oxigênio. Assim, a ressíntese de trifosfato de adenosina (ATP) tem que ser suplementada por vias anaeróbias de forma a produzir lactato.

O próprio gás carbônico produzido pela respiração celular, juntamente com o gás carbônico vindo do processo de tamponamento sanguíneo (via lactato + hidrogênio), estimula os centros respiratórios produzindo alterações no comportamento da ventilação. A partir do comportamento da ventilação, o L1 é Limiar Ventilatório e o L2 é Ponto de Compensação Respiratória (quando a acidose vinda do metabolismo é tamponada por uma alcalose respiratória).

- **Limiar Glicêmico**

Durante um exercício incremental, há uma queda na glicemia devido ao seu consumo e efeito rebote subsequente, em que os hormônios hiperglicemiantes tentam restaurar suas concentrações. O ponto onde existe esse rebote (a menor concentração de glicemia no teste incremental) é associado ao segundo limiar. Esse método é mais barato e acessível, apesar de não ter um grande número de evidências a seu favor.

Com um limiar bem definido, o treinamento é dividido em 'zonas', termo usado para as diferentes faixas que determinam o grau de intensidade da atividade, gerando uma resposta orgânica diferente de acordo com o objetivo que se deseja atingir em cada sessão de treino.

Tais zonas de treinamento têm sido recomendadas na literatura de treinamento[5,6], com escalas padronizadas de intensidade que consistem em até 5 zonas de intensidade aeróbica diferentes. No entanto, essas numerosas zonas de intensidade sugerem um grau de especificidade fisiológica que não está realmente presente, pois os limites da zona de intensidade não estão claramente ancorados nos eventos fisiológicos subjacentes.

A seguir, veja uma parte da tabela desenvolvida e adaptada pelo treinador que auxiliou no desenvolvimento deste capítulo. Ela apresenta essas zonas, de acordo com o objetivo que se deseja atingir em cada fase do treinamento.

Ciclismo

	Regenerativo	*Endurance*	Tempo	Limiar	VO2	Anaeróbio	Neuromuscular
Watt*	<55%	56-75%	76-90%	91-105%	106-120%	121-150%	alta
FC*	<81%	81-89%	90-93%	94-99%	3-8%	103-106%	>106%
Tempo	Prolongado	2-14 dias	2-8h	10'-60'	5-7	30''-2'	5'' – 15''
PSE*	<2	2-3	3-4	4-5	5-7	>7	máximo

Corrida

	Regenerativo	*Endurance*	Tempo	Limiar	VO2	Anaeróbio	Neuromuscular
Place/ Watt*	<81%	56-75%	89-95%	96-105%	106-115%	116-128%	>129
FC*	<85%	85-89%	90-94%	95-99%	100-102%	103-106%	>106%
Tempo	>3h	2-3h	1-3h	1h	20' -45'	2'-18'	>2'
PSE*	<2	2-3	3-4	4-5	5-7	>7	máximo

Watt: potência. **FC:** frequência cardíaca. **PSE:** percepção subjetiva de esforço.
Fonte: Tabela de zonas de treinamento por Joe Friel e Andy Coggan adaptada por Leonardo Costenaro.

Quanto à periodização e volume, para os treinos de natação, variam de acordo com a experiência do atleta e a distância da competição-alvo. Comparada ao ciclismo e à corrida, a natação possui uma menor influência durante uma competição de *triathlon* como exemplo, em um *triathlon short*, possui 15%, enquanto que no *ironman* 10%.

A maior ressalva é trabalhar técnicas de braçadas, respirações, orientação e programar treinos do atleta em locais que mais se aproximem das caraterísticas da prova, como rios, lagos, represas e mares para que o praticante tenha a máxima vivência até o grande dia.

O bom desempenho na água custará uma boa colocação durante a prova.

Essa distribuição permite ao nutricionista desenvolver o plano alimentar com as diferentes equivalências metabólicas e os substratos utilizados em cada fase.

A produção de energia utiliza substratos específicos para cada zona. Quanto mais próximo do limiar, maior o uso da via glicolítica e maior a necessidade de carboidratos (CHO); quanto mais próximo da zona 1, maior a lipólise[7].

Para realizar o ajuste calórico a partir das predominâncias de zona em determinada fase de treino ou prova é necessário consultar a tabela que apresenta o coeficiente respiratório em cada fase de esforço (conforme estudo referente[3]).

Periodização

A resposta adaptativa ao treinamento físico é determinada por uma combinação de fatores: duração, intensidade, tipo de exercício e frequência de treinamento. A periodização engloba tais fatores com o objetivo de preparar o atleta para atingir sua melhor forma, por um determinado período de tempo[8].

Existem diferentes tipos de periodização. No *endurance*, especificamente, o mais utilizado é denominado linear reverso[9].

A periodização linear consiste em aumento gradual da intensidade e diminuição do volume. Compõe um macrociclo de 20-18 semanas, com média de 8-6 semanas de base. Durante as semanas, consideradas microciclos específicos, a intensidade e o volume do treinamento são mantidos constantes, com aumento de volume entre um microciclo e outro (entre uma semana e outra).

Na periodização linear reversa, mais utilizada em esportes de *endurance* e comum nas longas distâncias do *triathlon,* a mudança de intensidade e volume é inversa, ou seja, a cada ciclo há aumento gradual de volume e redução de intensidade.

É de extrema importância considerar o nível e a experiência do atleta nesse esporte para planejar qual a melhor periodização.

Identificar as fases de treinamento que o atleta se encontra permite ao nutricionista esportivo direcionar o planejamento alimentar para cada etapa. O próximo capítulo discute tais estratégias.

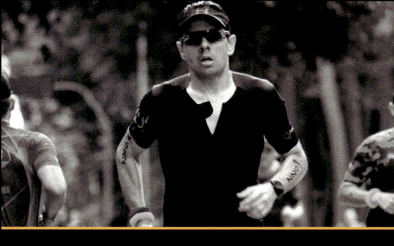

Ruy Facchini — MARATONISTA E TRIATLETA
Iniciei acompanhamento nutricional no início de 2015.
Havia perdido peso, em torno de 20 quilos e comecei
a levar o esporte (corrida) a sério! Quando decidi me
inscrever na primeira maratona em 2015 no Rio de Janeiro,
busquei auxílio da Luiza.
Iniciei com provas de corrida de 21km, evoluí para as
maratonas e depois busquei o *triathlon*!
Balancear a alimentação, fazer as substituições corretas e
aprender a utilizar a nutrição pré, intra e pós-treino foram
fundamentais!
Meu peso e composição corporal alteraram bastante durante
o acompanhamento. Somando a minha dedicação aos
treinos e à supervisão nutricional, consegui atingir grandes
metas no esporte.
Já se foram várias provas de 21k, 3 maratonas, 7 meio
IronMan e futuras planejadas pra os próximos anos. Todas
elas concluídas me sentindo bem do início ao fim das
provas. Felizmente, desde que comecei a levar o esporte da
maneira que tenho hoje na minha vida, posso dizer que o
acompanhamento está sendo fundamental.

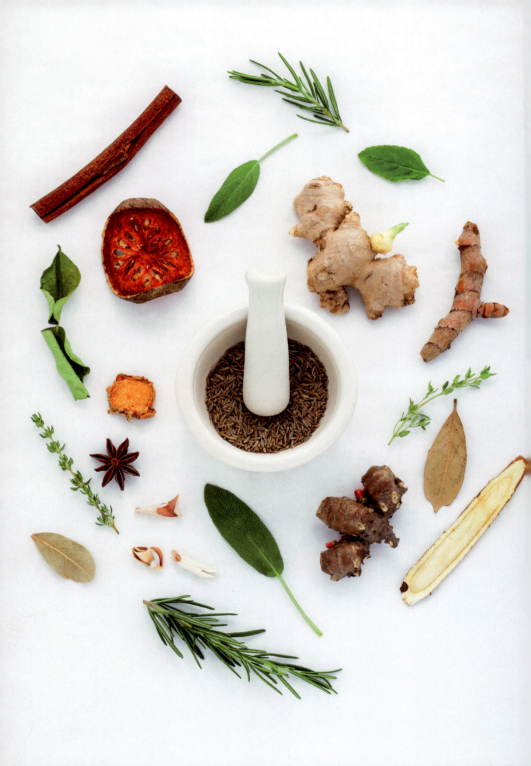

IV

Planejamento alimentar

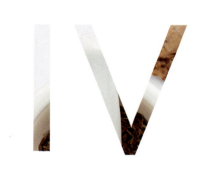

A prática da nutrição esportiva evoluiu muito ao longo do tempo e deve ser constantemente atualizada pela teoria.

Apesar das características individuais, os atletas possuem objetivos comuns: treinar o máximo possível com adaptação e recuperação ideais, manter-se saudável e sem lesões, e alcançar um corpo adequado às necessidades individuais para o melhor desempenho nos dias das competições de pico.

Para tal finalidade, é fundamental adequar o planejamento e as estratégias alimentares conjuntamente com a proposta de periodização do treino, descrita no capítulo anterior.

Nós, profissionais da área de nutrição, temos conhecimentos que nos tornam capazes de prescrever estratégias nutricionais e dietas personalizadas a fim de aumentar o rendimento do atleta.

Essa nutrição periodizada nada mais é do que organizar a ingestão de nutrientes e propor estratégias alimentares para cada período e sessão de treinamento entre micro, meso e macrociclo de treino. Esse planejamento contribui para acompanhar as mudanças metabólicas nas fases do treinamento em conformidade com os objetivos a longo prazo do atleta.

Conhecer e realizar uma anamnese detalhada do paciente é primordial para direcionar o tratamento nutricional adequado às preferências alimentares e ao histórico familiar do atleta. Exames e avaliação da composição corporal do atleta também são importantes nessa etapa.

A Nutrição Clínica Funcional é uma importante vertente a ser abordada e aplicada. Ela compreende a interação entre todos os sistemas do corpo, com enfoque nas relações existentes entre bioquímica, fisiologia e aspectos emocionais e cognitivos do organismo[10].

Para essa finalidade, apresenta algumas ferramentas a serem aplicadas no momento da anamnese:

Questionário de rastreio metabólico funcional: identifica sinais e sintomas relacionados aos déficits ou superávits de nutrientes e revela hipersensibilidades alimentares avaliadas por meio da dieta[10];

Teia de inter-relações metabólicas: aplicada a partir da nutrição funcional, que tem como objetivo restabelecer o organismo pelo equilíbrio dos nutrientes, através do estudo da individualidade bioquímica, permitindo ao nutricionista prescrever uma dieta mais personalizada por meio de relatos do paciente[11];

Recordatório alimentar 24 horas (R24h): relata o consumo alimentar do paciente durante 24 horas, procedimento que complementa a anamnese, direcionando as condutas ao longo do tratamento[12].

Relatos dos pacientes

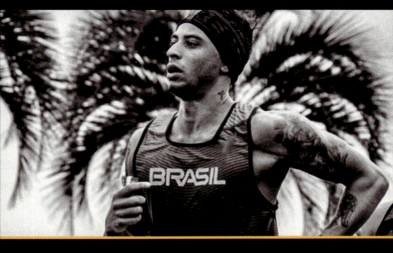

Leonardo Costenaro — TREINADOR E TRIATLETA

Comecei o acompanhamento nutricional com a Dra. Luiza já faz um ano, e nunca havia atingido uma relação tão boa entre *performance* e composição corporal.
Ela me estimulou a uma reeducação alimentar e entendeu alguns aspectos da minha rotina que seriam possíveis de realizar e replanejar, e progressivamente adaptou meu paladar.
Consegui me trazer dois aspectos muito interessantes, juntou sua experiência prática e clínica com conceitos literários, e casou tudo muito bem, acertou onde nenhuma outra profissional conseguiu me orientar.
Larguei duas provas com sua estratégia nutricional e dieta preparatória, nunca me senti tão bem e tão leve, em breve teremos um IRONMAN e um grande desafio, porém confio cegamente na Dra. Luiza, ela realmente mudou minha vida.

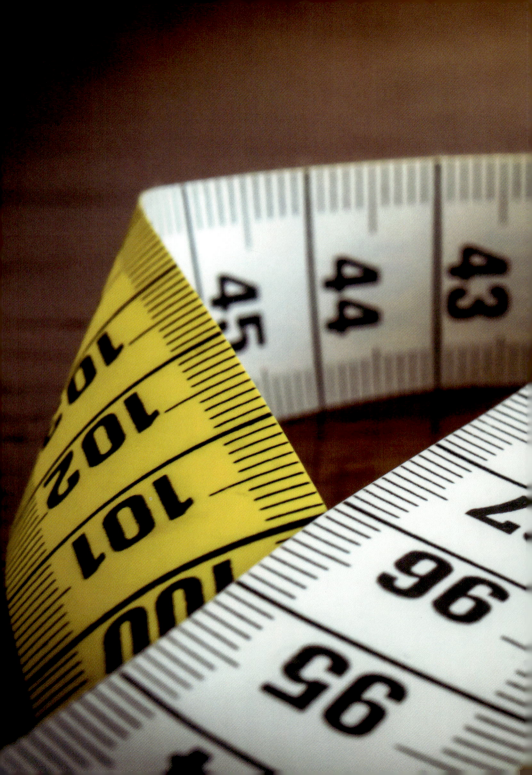

V

Composição corporal

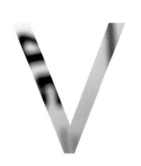

A avaliação do estado nutricional implica no resultado da estabilidade da ingestão de nutrientes e gasto energético. Sua finalidade inclui aferir os compartimentos do corpo do sujeito avaliado. Essa avaliação está intimamente relacionada à saúde, sendo que o excesso de gordura é um agente potencial para diversas doenças, além de afetar o desempenho e a *performance* esportiva.

Vários atributos do corpo como tamanho, forma e composição são considerados para contribuir no sucesso do desempenho. A massa corporal (peso) e a composição corporal são frequentemente pontos focados por atletas devido à capacidade de serem manipulados, mesmo o empenho atlético não sendo previsto com precisão com base nesses atributos físicos e sem recomendações únicas para eventos ou grupo de atletas.

Porém, existem relações entre a composição corporal e o desempenho esportivo que são importantes e devem ser consideradas na preparação do atleta.

Como exemplos, corredores de longas distâncias e ciclistas se beneficiam de um baixo custo de energia de movimento e de uma proporção favorável de peso em relação à área de superfície para dissipação de calor[13].

Em 1992, McArdle[14] avaliou o percentual de gordura de triatletas competidores de *ironman* e encontrou uma variação de 5 a 11,3%. Em 1998, Bassit[15] encontrou em 31 triatletas do sexo masculino, uma média de 9% de percentual de gordura em amadores e de 7,7% em profissionais.

Em 2003, Anjos *et al.*[16] traçaram um perfil antropométrico e fisiológico de 10 triatletas e o resultado permaneceu baixo, entre 4,8% e 9,7% de gordura corporal. Em 2012, um estudo com triatletas que realizaram o *Ironman Brasil*[17] subiu a média de gordura corporal para 12% em homens e 19,4% em mulheres. Estudo mais recente com diferentes métodos de avaliação também encontrou percentuais de gordura mais altos[18].

O baixo peso e percentual de gordura corporal de triatletas facilitariam a perda de calor, que é um fator fundamental durante a realização de provas longas e intensas, auxiliando indiretamente no desempenho[11].

A demanda energética de provas e programas de treinamento para o *triathlon* associada ao consumo energético total inferior ao necessário é outro fator que colabora para achados menores de percentual de gordura nesses praticantes e atletas[17].

Alcançar uma determinada composição corporal apresenta vantagens, mas muitos atletas se sentem pressionados a alcançar metas para baixar peso e gordura corporal em tempo irreal. Esses atletas estão suscetíveis a realizar práticas comportamentais extremas de controle de peso ou fazer dieta com períodos crônicos de baixa ingesta calórica e baixo aporte de nutrientes, que podem prejudicar sua saúde e desempenho.

Independentemente de padrões preestabelecidos, para se ter uma ótima *performance* são necessários treinos intensos e monitorados e um bom planejamento alimentar, acompanhado por profissional capacitado. Os resultados das pesquisas devem ser observados, mas é preciso considerar os vários fatores e contextos de vida que podem surtir resultados diferentes, como a presença ou não de acompanhamento nutricional, dieta empregada e fase do treinamento.

Digo aos meus pacientes que o peso ideal é aquele que o atleta se sente bem e treina bem. Mais importante que conhecer e avaliar o percentual de gordura é não se limitar ou se definir por um número. Utilizar, sim, como ferramenta para auxiliar em todo o direcionamento do treinamento rumo ao objetivo principal de cada atleta, seja ele amador ou profissional.

Métodos frequentemente utilizados e conhecidos para avaliar a composição corporal

A composição corporal deve ser determinada junto a um cronograma esportivo adequado ao desempenho, à praticidade de realizar avaliações e sensibilidade do atleta. Como o conteúdo de gordura corporal individual varia ao longo da temporada e da carreira do atleta, as metas de composição corporal devem ser discutidas com o treinador e definidas em termos de faixas que possam ser rastreadas adequadamente em momentos críticos, reconhecendo as limitações das técnicas de medição. Essa conduta evita a promoção de uma obsessão doentia com a composição corporal[19].

Densitometria: é a técnica padrão (*gold standard*) na estimativa de gordura corporal. É realizada em um equipamento chamado densitôme-tro. Através da absorção de raios-X de dupla energia (DEXA ou DXA), o aparelho mede a densidade de massa magra (músculos), gordurosa e óssea do corpo inteiro e em distribuições específicas[20].

Impedância bioelétrica: avaliação da composição corporal por meio de um aparelho que emite corrente elétrica através de eletrodos conectados na mão e no pé do avaliado. Essa corrente direciona o que é bom condutor (água e eletrólitos) e mal condutor (gordura corporal). Não depende de habilidade do avaliador e existem diferentes aparelhos disponíveis. O controle da padronização para sua aplicação é o maior limitante, especialmente para atletas que possuem dificuldade em seguir protocolo que inclua ficar sem treinar durante no mínimo 12 horas e em jejum de 4 horas[21].

Antropometria: é uma estratégia para estimar a gordura corporal, de baixo custo e fácil transporte dos equipamentos necessários para sua utilização. Requer uma boa técnica do avaliador. As referências padrões de medidas adotadas atualmente são encontradas no *Antropometric Standardization Reference Manual,* segundo o padrão proposto pelo Airlie Conference Committee[22] e pela *Antropometrica*[23] que por sua vez acataram a sugestão da *International Society for Advancement of Kinanthropometry.*

Existem mais de 90 lugares no corpo para a mensuração das pregas cutâneas. Os parâmetros mais utilizados são: a altura, o peso, as pregas cutâneas e as circunferências do braço, do abdome, do quadril e da cintura[24]. As pregas cutâneas mais utilizadas são: Prega Cutânea Bicipital (PCB), Prega Cutânea Tricipital (PCT), Prega Cutânea Suprailíaca (PCSi) e Prega Cutânea Subescapular (PCSe)[25].

As fórmulas mais utilizadas são: Durnin, Womersley (1974), Faulkner (1968), Guedes (1985), Jackson, Pollock e Ward (1980), Petroski (1995) e Leite (2004).

Sugestão de métodos de avaliação Corporal para Triatletas

Métodos de avaliação corporal	Direcionamento e recomendações
Densitometria	Padrão ouro; mede a densidade de massa magra (músculos), gordurosa e óssea; utilização de densitómetro.
Impedância bioelétrica	Mensura a composição corporal por meio de uma corrente elétrica que separa o que é bom (água e músculo) ou mal (gordura) condutor elétrico; requer preparo prévio; pode sofrer alterações dependendo do protocolo de aplicação.
Antropometria	Mensura a gordura corporal; baixo custo e fácil transporte dos equipamentos; requer boa técnica e prática do avaliador e correta aplicação na fórmula para interpretação dos dados.

Fonte: elaborado pela autora (2020).

Direcionamento nutricional para o *triathlon:* da ciência à prática

Relatos dos pacientes

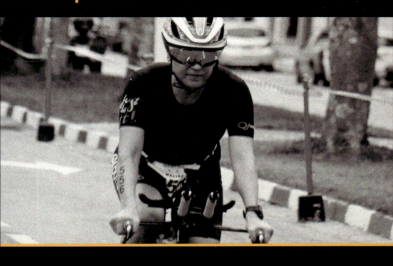

Marisa Kumimatsu — TRIATLETA

Há 5 anos, venho passando por vários nutricionistas e que nessas últimas tentativas eu não ficava mais que 20 dias na dieta, era sempre o mesmo plano alimentar, me desmotivava muito.

Foi então que recorri a nossa querida nutricionista Luiza Di Bonifácio, e comecei meu projeto de reeducação alimentar. Na época eu pesava 59 kg, mas o foco não era apenas a perda de peso, e sim obter resultados positivos na *performance* durante os treinos e provas de *triathlon*.

No meu caso, acredito ser um desafio para a Nutri, pois estou em tratamento de Câncer e a minha imunidade oscila muito, além disso tem o fato de estar na menopausa.

O seu conhecimento em nutrição funcional associado à implementação de um plano alimentar melhorou muito o meu humor, o meu sono voltou a regularizar, sinto ter mais resistência nos treinos longos de 5 horas. Hoje eu consigo encaixar 2 treinos por dia, 7x por semana sem ficar exausta e com muita fome.

Obrigada Luiza por cuidar tão bem de mim, e ser uma parceira incrível, que está sempre disposta a aceitar os meus desafios com muito amor e carinho.

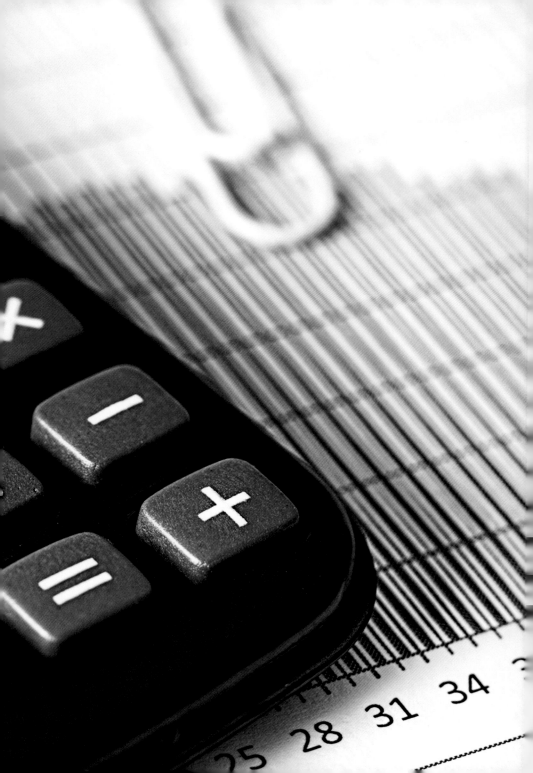

VI
Cálculo energético

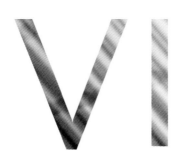

Uma dieta adequada deve atender ao custo de energia do programa de treinamento e competição de um atleta, bem como apoiar as funções/atividades não esportivas do corpo relacionadas à saúde e ao bem-estar.

O componente principal para otimizar o treinamento e o desempenho é garantir que o atleta esteja consumindo a quantidade energética (kcal) necessária para manter as demandas do esforço físico realizado, o que varia de acordo com fatores individuais como sexo, idade, peso, composição corporal, tipo de fibra predominante, estado de treino, habilidade técnica, natureza, intensidade e duração do treinamento.

Por exemplo, um gasto energético durante uma competição de *triathlon* 70.3 pode variar de 5.000 kcal (*triathlon* com 1900 m de natação, 90 km de ciclismo e 21 km de corrida) até 8.000 kcal em uma prova de *ironman*[26,27].

O equilíbrio energético entre os macro e micronutrientes é essencial para a formação, reparação e reconstituição de tecidos corporais. Esse equilíbrio mantém a integridade funcional e estrutural do organismo, tornando possível a prática da atividade física.

A deficiência energética no esporte traz consequências ao organismo, levando-o a situações de estresse que prejudicam o desempenho físico como fadiga crônica, disfunções do sistema endócrino - gerando sequelas de amenorreia funcional hipotalâmica (mulheres) e níveis reduzidos de testosterona e libido (homens) -, problemas ósseos, aumento do risco de doenças e lesões, distúrbios gastrointestinais, alterações cardiovasculares, problemas hematológicos, baixa imunidade, lesões musculoesqueléticas e articulares, perda de massa muscular e osteopenia. Tais sintomas incluem a Deficiência Energética Relativa ao Desporto (RED-S)[28].

Em 2014, o Comitê Olímpico Internacional (COI) atualizou a definição da Tríade do Atleta Feminino (RED-S): "A síndrome de RED-S refere-se à função fisiológica prejudicada incluindo, mas não limitado a taxa metabólica, função menstrual, saúde óssea, imunidade, síntese proteica, saúde cardiovascular causada por deficiência energética relativa"[29].

Para manter as funções vitais do corpo, a ingestão de alimentos deve atender ao Gasto Energético Basal (GEB) dos indivíduos[30,31].O GEB é o maior componente do Gasto Energético Total (GET), que é composto pelo Gasto Energético com Atividades Físicas (GEAF), somado ao gasto com os processos de digestão, absorção e armazenamento de nutrientes dos alimentos e ao gasto energético basal[30].

Em atletas de *endurance,* como característica do *triathlon,* a equação de Cunningham[33] é a melhor preditora da taxa metabólica basal (TMB), porém exige o registro da massa livre de gordura do paciente.

Passo 1: Aplicar a fórmula de Cunningham = TMB^1 = 500 + (22 x MLG^2)

Passo 2: Conhecer o planejamento de treino semanal (dias, horários, intensidade e tempo em cada sessão de treino do atleta)

Passo 3: TMB X FA^3 + exercícios em $Mets^4$

Legendas:

TMB^1= taxa metabólica basal; MLG^2= massa livre de gordura; FA^3= fator atividade física; $Mets^4$ = equivalentes metabólicos, expressa a elevação do metabolismo em repouso.

Outra possibilidade é a utilização de calorimetria indireta, um método não-invasivo que determina as necessidades nutricionais e a taxa de utilização dos substratos energéticos a partir do consumo de oxigênio e da produção de gás carbônico obtidos por análise do ar inspirado e expirado pelos pulmões. Para isso é utilizado um aparelho[34].

Considerando a importância da adequação das necessidades energéticas, a *Dietitians of Canada, Academy of Nutrition and Dietetics* e o *American College of Sports Medicine* (2016) atualizaram suas recomendações sobre requisitos de energia, balanço energético e disponibilidade de energia para atletas, 'EA', resultado da ingestão dietética menos gasto energético com atividades físicas (GEAF) normalizada pela massa magra (MM)[35,36].

EA = valor energético total da dieta (kcal) - gasto energético da atividade física (kcal)/massa magra (kg).

Valores de 45kcal/kg de massa livre de gordura (MLG)/dia foram associados ao equilíbrio energético e à saúde ideal. Por sua vez, uma redução crônica na EA (particularmente abaixo de 30kcal/kg de MLG/dia) foi associada a comprometimentos de várias funções corporais[37].

Caso sejam realizados programas de perda de peso equivocados, planejamento alimentar desordenado por falha no reconhecimento ou na abordagem do aumento do gasto energético associado ao treinamento e/

ou competição, todos os atletas estão sujeitos aos riscos associados ao treinamento e à competição.

Etapas para o direcionamento nutricional em triatletas

Estratégias nutricionais	Direcionamento e recomendações
Anamnese detalhada	Teia de Nutrição Funcional; Questionário de Rastreio Metabólico Funcional, R24 horas (acima descrito); exames de sangue.
Composição corporal	Fórmulas comumente utilizadas na avaliação de triatletas: Jackson, Pollock e Ward (1980), Petroski (1995).
Periodização	Realizar a tabela com as atividades da semana, horário, intensidade, volume, duração dos treinos; aplicar Mets para cada uma das atividades realizadas.
Cálculo energético	Fórmula de Cunningham, fator atividade física, Mets; aplicar o cálculo do valor energético total da dieta (EA).

Fonte: elaborado pela autora (2020).

Direcionamento nutricional para o *triathlon:* da ciência à prática

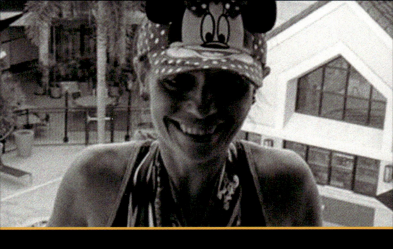

Sandra Galacho — **ULTRAMARATONISTA**
O meu acompanhamento nutricional com a Luiza foi de extrema importância, pois a minha meta era conseguir realizar o Desafio do Dunga na Disney, eram quase 80 km em 4 dias, foram alguns meses de preparo que fizeram toda a diferença, tanto na parte física como imunológica, adquiri resistência que fez com que eu terminasse o desafio em plena forma e sem lesões. Alimentação saudável é a base de tudo. Obrigada Lu, você é demais!

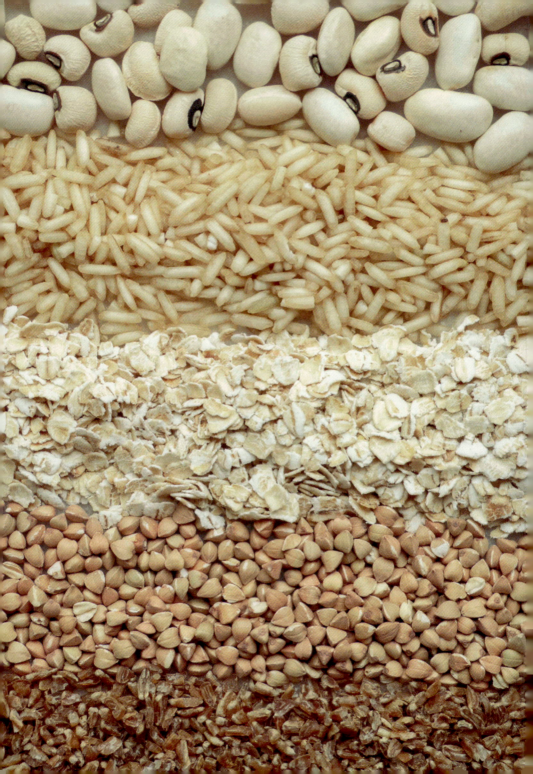

VII

Macronutrientes e hidratação

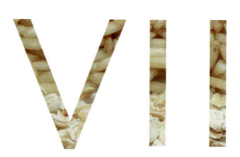

Carboidratos

A ingestão de carboidratos antes, durante e após o treinamento apresenta diversas evidências quando o assunto é desempenho físico e esportes de resistência. A glicose, um tipo de carboidrato monossacarídeo, é o principal combustível do cérebro, um substrato versátil utilizado tanto pelas vias anaeróbicas quanto oxidativas durante as várias intensidades do exercício.

Indivíduos que estão em treinamento apenas para condicionamento físico, sem meta de desempenho, uma dieta equilibrada atende às necessidades diárias - 45% a 55% de CHO [3-5g/kg/dia], 15 a 20% de PRO [0,8 a 1,2g/kg/dia] e 25 a 35% de gordura [0,5 a 1,5g/kg/dia].

Atletas em treinamento de médio/alto volume necessitam de outras quantidades de carboidratos e proteínas para atender à necessidade de macronutrientes[38].

Para manter os estoques de glicogênio hepático e muscular dos atletas com volume moderado de treino (2-3 horas por dia de exercícios intensos, realizados 5-6 vezes por semana), a dieta deve compor de 5 a 8g/kg/dia ou 250-1200g/dia de carboidratos. Para treinos intensos de alto volume, que incluem 3 a 6 horas por dia de treinamento intenso em 1 a 2 exercícios diários, por 5 a 6 dias por semana, o consumo deve atingir de 8 a 10g/kg/dia de carboidratos, ou seja, 400-1500g/dia[38,39,40].

A fonte (alimento ou suplemento), a qualidade (simples ou integral) e o índice glicêmico do carboidrato ofertado difere de acordo com a rotina, o esvaziamento gástrico e com a necessidade de ressíntese de glicogênio e recuperação. Considerando que após 4 horas de ingestão o carboidrato será digerido e assimilado nos tecidos musculares e hepáticos como principal reserva, o glicogênio (é a principal reserva do carboidrato, é como ele é armazenado), a composição das refeições consumidas cerca de 4 a 6 horas pré-exercício vão interferir diretamente na *performance*[41].

Durante períodos prolongados de treinamento físico (2-3 horas), os atletas podem oxidar uma taxa de 1 a 1,1 g de carboidratos por minuto ou cerca de 60 g por hora, enquanto os estoques de carboidratos endógenos são suficientes para apenas 3 horas de exercícios contínuos e submáximos (70-80% VO_2)[42]. Portanto, para exercícios com duração de 1 a 2h30min ou exercício curtos (60 a 75 min), porém intensos, recomenda-se a ingestão de 30-60g/h de carboidratos. Acima de 2h30min, 90g/h. Esses casos apresentam benefícios e efeito ergogênico da reposição de carboidratos. Uma solução com concentrações ideais durante o treino contém de 6 a 8% (ou seja, 6 a 8g de carboidratos por 100ml de líquido)[43,44].

Um estudo recente com 26 atletas de elite de ultrarresistência avaliou a carga de exercício com diferentes quantidades de ingestão de carboidratos (120g/h, 60g/h e 90g/h) a partir de classificações de esforço percebido com vários marcadores de dano muscular. Carga e valores menores de marcadores de danos musculares foram observados no grupo 120g/h em comparação com os grupos de 60 e 90g/h[45].

O grande desafio é a tolerância do atleta às altas cargas de carboidratos, devido a desconfortos gastrointestinais que acontecem quando mais de 60g/h são ingeridos, pois o restante permanece no intestino e tem sido associado a essas alterações[46].

Essa limitação pode ser superada utilizando diferentes tipos de carboidratos que, por sua vez, possuem diferentes transportadores intestinais para absorção. Por exemplo, a combinação de glicose e frutose pode ser oxidada até 105g/h. Apesar de a literatura apontar efeitos benéficos com essas doses maiores, na prática ainda são pouco toleradas, portanto, a recomendação de até 90g/h garante o fornecimento suficiente de carboidratos, sem causar sofrimento gastrointestinal[47,48].

Combinações de glicose e sacarose ou maltodextrina e frutose (proporção de 1 a 1,2 para maltodextrina e 0,8 a 1,0 para frutose) promovem maiores taxas exógenas de oxidação de carboidratos quando comparadas a situações em que são ingeridas isoladamente[49].

O volume e a frequência do consumo também interferem na oxidação desses carboidratos e podem causar desconforto gastrointestinal. Durante uma corrida moderada na esteira com duração de 100 min, foi avaliado qual seria o melhor padrão de consumo de bebidas contendo carboidratos - 200 mL a cada 20 min (CHO-20) ou 50 mL a cada 5 min (CHO-5). O resultado apontou que as taxas de oxidação de carboidratos exógenas eram 23% mais altas durante o exercício quando grandes volumes eram ingeridos a cada 20 min, ou seja, ingerir volumes maiores parece ser melhor do que beber frequentemente quantidades menores e não causam alterações gastrointestinais como diarreias[50,51].

O *'training the gut'* é uma outra estratégia utilizada para auxiliar a tolerância do atleta às altas cargas de carboidratos. O aumento da ingestão diária, principalmente durante a atividade física, demonstrou aumentar a absorção e oxidação do carboidrato ingerido. A duração dessa adaptação ainda é desconhecida, mas estudos com animais observaram mudanças em 3 dias; em humanos, 28 dias. Do ponto de vista prático, a recomendação é de 5 a 10 semanas[47,48].

Outra alternativa utilizada como estratégia para melhorar o desempenho físico de atletas com dificuldade na ingestão desse macronutriente é o bochecho de bebida contendo carboidrato. Os resultados sugerem que a melhora no desempenho quando o carboidrato está presente na boca pode ser devida à ativação de regiões do cérebro que estão envolvidas na recompensa e no controle motor[52,53,54].

Para o preparo em períodos pré-competitivos, 2 a 3 dias antes do evento, os atletas, com redução do treinamento em 30 a 50% e consumo de 200 a 300 g adicionais de carboidrato por dia em sua dieta, demonstraram melhora na capacidade de exercícios de resistência[55,56].

Ao fim da sessão, para uma melhor recuperação e para acelerar as taxas de ressíntese de glicogênio, durante as primeiras 4 horas recomenda-se pelo menos 1,2 g de carboidrato/kg/hora[38].

Embora existam fortes evidências do alto consumo de carboidrato para os esportes de *endurance*, há novas estratégias sendo estudadas. Um estudo em atletas *ultraendurance* altamente treinados prescreveu uma dieta cetogênica durante 20 meses (10% de carboidrato, 70% de lipídeos e 20% proteínas). O grupo em uso dessa dieta apresentou 2, 3x maior oxidação de gordura em relação ao grupo que estava com dieta rica em carboidratos (59% carboidrato, 14% de proteína e 25% de gordura)[57]. Porém, não há dados que sustentem uma melhora no desempenho[58].

O treinamento com disponibilidade limitada de carboidratos a longo prazo (>7 dias) pode levar a algumas adaptações metabólicas durante o treinamento, mas não a melhorias no desempenho[42]. Essa intervenção foi considerada para atletas já bem treinados e aplicada durante um período em que o objetivo era a redução de gordura corporal, sem levar em consideração a *performance*.

A periodização alimentar com restrição na disponibilidade de carboi-dratos exógenos (por exemplo, exercitar-se em jejum ou sem ingestão de carboidratos durante a sessão de treino) também promoveu a oxidação lipídica e a resposta celular ao treinamento de resistência, com atividades enzimáticas e conteúdo de mitocôndrias aumentados, organelas cruciais para a produção de ATP, fatores justificados pela ativação das principais 'quinases', enzimas de sinalização celular[60].

Intervenções de curto prazo, de 1 a 3 dias, com uma dieta rica em gordura (65 a 70%) e baixo carboidrato (10%), corroboram com achados de alterações dos padrões de utilização do substrato durante o exercício. Isso se deve à redução nos estoques de glicogênio muscular e hepático em repouso de atletas de resistência bem treinados, o que levou a uma taxa reduzida de oxidação de CHO pelo corpo, aumentando as reservas de substratos endógenos, ou seja, glicogênio muscular e lipídios[61,62].

Esses estudos sugerem a periodização alimentar, visando aumentar a contribuição da gordura para o metabolismo oxidativo durante o exercício, poupando glicogênio muscular, sem comprometer os estoques de CHO endógenos pré-exercício[63].

A aplicação de uma dieta com duração de 5-6 dias para adaptação à ingestão maior de gordura, seguida de 24 horas com reposição de alta ingestão de carboidratos[64,65], reduziu a oxidação total de CHO durante o exercício e economizou os estoques de glicogênio muscular. Um dia de carregamento foi suficiente para compensar as concentrações de glicogênio muscular, independentemente da dieta anterior.

As diferentes estratégias relacionadas à restrição de carboidratos, incluindo uma dieta cetogênica como auxílio no esporte de resistência, quando comparada a uma dieta rica em carboidratos, apresentam resultados variados no desempenho. Isso pode ser parcialmente devido à heterogeneidade dos estudos e/ou variabilidade dos fatores genéticos individuais dos atletas, especialmente aqueles que influenciam diretamente o metabolismo[66].

O profissional nutricionista deve respeitar o programa de treinamento e competição do atleta e avaliar o momento certo para executá-lo, de acordo com a prioridade eleita: promover o desempenho de exercícios de alta qualidade ou aprimorar o estímulo ou a adaptação do treinamento.

Direcionamento para o consumo de carboidratos em Triatletas

Estratégias nutricionais	Direcionamento e recomendações
Manutenção do condicionamento físico.	45% a 55% de CHO, 3-5 g/kg/dia na dieta.
Treino moderado 2 a 3h/dia, 5 a 6x/semana.	5 a 8 g/kg/dia de CHO na dieta.
Treinos intensos 3 a 6h/dia entre 1 a 2 sessões no dia, 5 a 6x/semana.	8 a 10 g/kg/dia de CHO na dieta.
Treinos muito intensos 4 a 5h/dia moderado ou alta intensidade, 5 a 7x/semana.	8 a 12 g/kg/dia de CHO na dieta.
Intra-treino, duração de 1 a 2h30min ou 60 a 75 min treino intenso.	30 a 60 g CHO/h. *Gel ou bebida, concentração 6 a 8%.
Intra-treino acima de 2h30min.	90 g CHO/h ou 120 g/h. *Gel ou bebida, concentração 6 a 8%. *Aumentar a quantidade gradualmente, a cada hora de treino. *Intervalos de 20 min. *Misturar 2 ou mais tipos de CHO. *Treinar o intestino do atleta para receber doses maiores.
Preparação para um evento ou prova > 90 min duração, contínuo.	Realizar o carregamento de carboidrato 36-48 horas pré-evento de 10-12 g/kg de peso corporal/24h ou 200 a 300mg de CHO a mais nos 3 dias antecedentes.
1 hora pré-evento.	1-4 g/kg consumidos 1-4 horas antes do exercício.
Adaptação mitocondrial ou redução de gordura corporal, em fase de treino leve, ou utilizar em uma ou mais sessões de treino na semana.	Periodização da oferta de CHO. *Treino em jejum ou sem ingesta de CHO no intratreino. *Bochecho de carboidrato (6 a 8%) para sinalização neural.
Recuperação.	Durante as primeiras 4 horas após a sessão ofertar 1,2g de CHO/kg/h.

Fonte: elaborado pela autora (2020).

Proteínas

A adequada ingestão de proteínas é imprescindível para obter as adaptações do treinamento e melhorar o desempenho, e não apenas na síntese proteica muscular (MPS)[67]. Essa é regulada nas 24 horas após o exercício. Assim, monitorar a ingestão de proteínas, a qualidade e o momento de ingeri-las em exercícios de resistência prolongados vão definir o estado catabólico e a consequente quebra muscular[68].

A oferta de alimentos ricos em proteínas de alto valor biológico (que ofereçam todos os aminoácidos essenciais) deve conter 0,3-0,4g/kg de proteína por refeição, quando for de fácil digestão, fracionada de 4 a 5 vezes ao dia. Em caso de refeições mistas que retardam a cinética de digestão/absorção de proteínas ou de déficit de energia e perda de peso recomenda-se 0,4-0,5g/kg, pois nesses casos as taxas de síntese de proteínas musculares são suprimidas.

Essa digestibilidade é a capacidade com que os aminoácidos passam pelo intestino delgado e atingem a circulação sanguínea e são disponibilizados para o músculo, em vez de ser extraídos pelo intestino ou absorvidos pelo fígado. A maioria das fontes de proteínas de origem animal, incluindo laticínios, carne e ovos, são mais digeríveis do que as proteínas vegetais[69].

No geral, para adaptação e manutenção do peso e para otimizar a resposta ao treinamento, a ingestão de proteínas na dieta de atletas com ótima disponibilidade energética é de 1,3 a 1,7g/kg de proteína, 4 a 5 vezes ao dia.

Para alcançar uma perda de peso efetiva ou um aumento da massa magra, o consumo de proteínas da dieta durante o período de exercícios resistidos varia em quantidades de 1,6 a 2,4g/kg. Essas refeições devem apresentar um intervalo de 3 a 4 horas e conter 8 a 10 g de aminoácidos essenciais, sendo 700 a 3000 mg de leucina[68].

Para o aumento de síntese proteica muscular, aumento na taxa metabólica sem influenciar a lipólise, a ingestão de caseína antes do sono (40 g) apresentou resultados positivos[70].

A ingesta de 28 g de proteína de fontes alimentares no pré-sono também parece ser eficaz no aumento da massa muscular e força durante a fase de treinamento resistido[71].

Segundo a Sociedade Internacional de Nutrição Esportiva, adicionar aproximadamente 0,25 g de proteína/kg de peso corporal por hora de exercício de resistência[68] a uma bebida ou gel de carboidratos, durante exercícios exaustivos, pode ajudar a diminuir a sensação de dor muscular, pois suprime marcadores de dano muscular (creatina quinase) 12 a 24 horas após o exercício. A opção por essa estratégia deve levar em conta a qualidade da proteína, digestibilidade, tolerância do atleta e função intestinal.

Direcionamento para o consumo de proteínas em Triatletas

Estratégias nutricionais	Direcionamento e recomendações
Quantidade proteica por refeição.	Rápida digestão 0,3 a 0,4g/kg de massa magra. Lenta digestão 0,4 a 0,5g/kg de massa magra.
Manutenção do peso.	1,3 a 1,7g/kg de massa magra/dia de proteína na dieta.
Perda de peso e/ou enfoque no período de treino resistido associado.	1,6 a 2,4g/kg de massa magra de proteína na dieta.
Quantidade de aminoácidos essenciais.	8 a 10 g, sendo 700 a 3.000 mg de leucina a cada refeição (intervalo de 3 a 4 horas).
Síntese proteica muscular e equilíbrio proteico durante a recuperação noturna.	40 g caseína.
Aumento da massa muscular/força durante fase de enfoque no treino resistido.	28 g de proteína de alto valor biológico pré-sono.
Diminuir sensação de dor muscular durante fase de exercício de resistência exaustivo.	0,25 g de proteína/kg massa magra/hora intra-treino.

Fonte: elaborado pela autora (2020).

Lipídeos

As gorduras são componentes fundamentais das membranas celulares, auxiliam na absorção de vitaminas lipossolúveis, sinalização nervosa e proteção vital dos órgãos. A gordura é fonte de ácidos graxos essenciais de uma dieta saudável. As recomendações dietéticas de ingestão desse macronutriente para atletas são semelhantes ou um pouco maiores daquelas feitas a não atletas.

Atletas com restrição crônica de gordura (<20% da dieta diária) correm o risco de deficiência em vitaminas lipossolúveis, ácidos graxos essenciais como ômega e ácidos linoleicos (CLA)[19].

O CLA parece promissor para atletas de resistência, uma vez que estudos recentes especulam a sua ação na captação de lipídeos pelos adipócitos (células de armazenamento de gorduras)[72]. Porém, o conhecimento ainda é limitado, muitas vezes conflitante. Além disso, a maioria das pesquisas tem sido sobre indivíduos com sobrepeso[73,74]. Segundo a *International Society of Sports Nutrition (ISSN)* ainda são poucas as evidências e os estudos em humanos quanto ao uso do CLA como suplemento para esse fim[49].

A associação da suplementação de CLA em doses mais altas (até 6g/dia) com óleo de peixe rico em ômega 3 apresentou um papel importante na biossíntese de testosterona. O mecanismo de ação é pela redução no metabolismo dos glicocorticóides e pelo aumento do metabolismo dos hormônios sexuais da via androgênica. De forma geral, esses efeitos promovem um ambiente anabólico, importante para atletas de resistência que estão suscetíveis à redução da testosterona observada no pico de treinamento. Essa estratégia pode ser considerada na fase de intensidade excepcionalmente alta ou em alguma situação em que ocorra a supressão da testosterona[75].

O triglicerídeo de cadeia média (TCM) também ganhou uma certa popularidade nos últimos anos como fonte de gordura utilizada por atletas, supostamente por entrar diretamente na mitocôndria e ser utilizado como fonte energética, poupando o glicogênio do atleta (importante reserva). A maioria dos relatos apresentou queixas gastrointestinais. O ISSN considera o TCM na categoria de 'pouca ou nenhuma evidência para apoiar a eficácia e/ou segurança'[49].

Quando comparada ao carboidrato, a ingestão de gorduras é menos indicada para atletas de *endurance*. Contudo, dada sua fonte energética valiosa, surgem novas estratégias para adaptar o corpo do atleta a treinar com alta oferta de gordura e baixo carboidrato[72,76].

Uma delas inclui exercícios de baixa intensidade (<70% do VO2 máx.). Nessa situação, com baixa oferta de carboidratos, ocorre a regulação positiva das vias de oxidação lipídica. Assim, se o desempenho não for um problema, essa adaptação pode melhorar a lipólise e promover a perda de peso no atleta com sobrepeso[72,]. Se o objetivo é melhorar tempo e *performance*, em treinos com intensidades mais altas é possível que essa estratégia restrinja tal capacidade e isso não é interessante nesse período de treinamento, pois pode prejudicar o atleta[77].

O nutricionista deve considerar as diretrizes e recomendações nutricionais para indicar a ingestão de gordura. Isso depende da fase de treinamento. Com as informações adequadas é proposta uma melhor estratégia ou o uso de suplemento, CLA, ômega 3, TCM, de acordo com as preferências, a sensação, acessibilidade e a presença ou não de desconforto gástrico.

Direcionamento para o consumo de lipídeos em Triatletas

Estratégias nutricionais	Direcionamento e recomendações
Dieta padrão	20% a 35% de lipídeos da dieta total.
Low Carb e Hight Fat	Fase de treino em baixa intensidade (<70% VO2 máx.) para atletas com sobrepeso ou para testar readaptação de reservas de glicogênio muscular; avaliar a função intestinal e tolerância do atleta.
CLA e ômega 3	Associados, podem melhorar a biossíntese de testosterona em fases de picos de treinamento.
TCM	Sem evidências que apoiem com segurança sua eficácia; relatos de queixas gastrointestinais.

Fonte: elaborado pela autora (2020).

Ingestão de líquidos e soluções

A necessidade de fluidos da maioria dos atletas é determinada pela evaporação do suor para dissipar o calor produzido durante o exercício ou absorvido de um ambiente quente. Em clima temperado ou mais quente, a transpiração é responsável por mais de 50% da remoção de calor corporal e chega a 100% em ambientes muito quentes[78].

Os principais fatores que influenciam a perda total de suor, além do clima do ambiente, incluem o tamanho do corpo, a intensidade e a duração do exercício e a escolha da roupa[80]. Também são perdidos eletrólitos (sódio e potássio) no suor, perda de até 1g/L (assumindo 50 mmol/L)[81].

A reposição, particularmente do sódio, pode ser benéfica durante e após o exercício para evitar a perda de eficiência no treinamento e no resultado da competição. Isso pode ser alcançado por meio do uso de alimentos ou de suplementos esportivos[82].

Não só o desempenho esportivo sofre interferência da desidratação. Alterações cardíacas, termorregulação, desempenho cognitivo e percepção aumentada de esforço podem ocorrer quando a perda de líquidos for equivalente ou superior 2% a 3% do peso corporal habitual[83].

Para melhor direcionamento da ingestão de líquidos durante o treinamento, eventos e competições, é importante o atleta conhecer as características do evento em relação à probabilidade de grandes perdas de suor, bem como as oportunidades de hidratação durante o percurso. Pode ser útil a sensação de sede quando a perda de suor for baixa e a oportunidade de reposição ao longo do percurso for abundante. No caso de atletas com taxas mais baixas de suor, pode ser necessário o aconselhamento específico sobre o consumo excessivo de líquidos, evitando problemas associados à hiponatremia (baixos níveis de sódio no sangue, geralmente devido à ingestão excessiva de líquidos)[82].

Quando o desempenho é afetado pela hipo-hidratação (baixo consumo de água) e a probabilidade de perda pelo suor for grande comparada com as oportunidades ou pontos de hidratação, estratégias para hiper-hidratação e pré-resfriamento antes do evento podem fornecer uma vantagem adicional. Isso é comum acontecer em ambientes muito quentes e/ou úmidos, como os que podem ser encontrados em competições de alto nível (por exemplo, Kona Hawai).

Esse gerenciamento térmico pode incluir toalhas frias ou coletes de gelo no corpo, exercícios em ambientes com ar-condicionado ou exercícios matinais ao final da noite. O consumo de água gelada ou em forma de gelo, de acordo com a tolerância do atleta, também é uma alternativa[84].

Uma revisão de estudos realizados entre 1961 e 2012 investigou os efeitos da desidratação no desempenho dos exercícios de resistência. O estudo apontou que a desidratação ≥2% da massa corporal prejudica o desempenho do exercício de resistência, reduzindo a intensidade sustentável da atividade, efeito negativo no estado de humor por meio de uma ou mais alterações no cansaço percebido, estado de alerta, confusão, fadiga, raiva ou depressão, produzindo sintomas como boca seca, sede e dor de cabeça. É importante ressaltar que o efeito é ampliado em temperaturas de locais mais quentes[85].

Uma formulação típica de bebida esportiva concentrada em 4-6% de carboidrato contribui para a substituição dos eletrólitos perdidos no suor (20 mmol/L de sódio; 4 mmol/L de potássio) e geralmente é absorvida mais rapidamente do que a água, isoladamente[82].

Segundo o Comitê Olímpico Internacional (COI), a desidratação prejudica o desempenho na maioria dos eventos e os atletas devem estar bem hidratados antes do exercício. Segundo o Comitê, deve ser consumido líquido suficiente durante o exercício para evitar a desidratação com perda de peso menor que 2%. Além disso, o sódio deve ser incluído quando as perdas de suor são altas, especialmente se o exercício durar mais de 2 horas. Contudo, os atletas não devem beber tanto a ponto de aumentar o peso durante a atividade. Para a recuperação do exercício, a reidratação deve incluir a reposição de água e sais perdidos no suor. Revisões mais recentes também corroboram com as conclusões do COI[83, 86,87,88].

A *National Athletic Trainer's Association (NATA)* recomenda a ingestão de 500 a 600 mL de água ou outra bebida esportiva, 2 a 3 horas antes do exercício, e ingestão de 200 a 300 mL, 10 a 20 minutos antes do exercício. Durante o exercício a reposição deve aproximar as perdas pelo suor e pela urina e manter a hidratação, com perdas máximas correspondentes a 2% de perda de peso corporal do atleta[87,89].

A *International Marathon Medical Directors Association* e a *ACSM Position Stand* sugerem que o atleta comece com um plano de hidratação na faixa de 400-800mL por hora90. No entanto, esse planejamento é apenas um norte, sendo individual para cada atleta, variando de acordo com as taxas de suor, o teor de sódio no suor, intensidade do exercício, temperatura corporal e do ambiente, peso corporal e função renal.

Após o exercício, a hidratação deve corrigir quaisquer perdas líquidas acumuladas. Assim como a hidratação, a ingestão de sódio também precisa ser personalizada. A *Academy of Nutrition and Dietetics (AND), Dietitians of Canada (DC)* e o *American College of Sports Medicine* recomendam a ingestão de sódio durante o exercício em atletas com altas taxas de suor (>1,2l/h), que apresentam 'sal na roupa', durante exercício >2h duração[91].

Uma bebida esportiva com 230 a 690mg/L de sódio oferece uma ótima absorção e prevenção de hiponatremia[92] ou 1,7-2,9g de sal a cada hora durante o exercício prolongado[49].

Para auxiliar no ponto de partida da autoavaliação do atleta sobre sua hidratação, Cheuvront e Sawka[79] apresentam o Diagrama de Venn. Segundo o diagrama, perda de peso corporal acima de 0,5 ou 1 kg, cor de urina escura (cor de suco de maçã ou mais escura) e sensação perceptível de sede são sintomas de desidratação. Quando 3 ou mais desses sintomas estão presentes é provável que haja desidratação. Se os 3 marcadores estiverem presentes, maior a probabilidade. Tais parâmetros devem ser avaliados sempre pela manhã.

Essas estratégias devem ser testadas e praticadas durante as sessões de treino e ajustadas para a competição.

Direcionamento para hidratação em Triatletas

Estratégias nutricionais	Direcionamento e recomendações
NATA	2/3 horas pré: 500 a 600 ml água ou bebida esportiva. 10/20min pré: 200 a 300 ml. Durante: 400 a 800ml/h, avaliar, taxa de perda* (manter <2% peso corporal). Após: corrigir as perdas de líquidos.
COI (2011)	Consumir líquido suficiente para a perda de peso ser menor que 2%; incluir sódio quando as perdas de suor forem altas, ou com exercícios >2 horas; atletas não devem beber tanto a ponto de aumentar o peso durante a atividade Reidratação deve incluir reposição de água e sais perdidos no suor.
Diagrama de Venn	Avaliar peso, cor da urina e sensação de sede pela manhã.
Individualizar	Estimar as perdas pessoais de suor e eletrólitos (taxa de sudorese*).
Eletrólitos	Após avaliar necessidade individual, incluir bebidas e alimentos ricos em sódio e potássio; incluir sódio durante o exercício, se necessário (alimento ou suplemento, avaliar a tolerância) 230 a 690mg/L de sódio e bebida esportiva ou 1,7-2,9g sal/h de exercício (ACSM).
Treinamento	Treinar em momentos mais frios do dia ou no ar-condicionado.
Gerenciamento térmico	O uso de refrigeração (toalhas frias e consumo de gelo).

Fonte: elaborado pela autora (2020).

Taxa de sudorese* = Peso inicial (kg) – Peso final (kg) + Volume ingerido (ml)% tempo de exercício em minutos = perda de líquido em ml/minutos; Treinos de até 1 hora = peso antes do exercício – peso após exercício.

Relatos dos pacientes

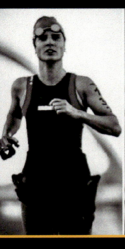
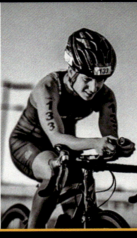
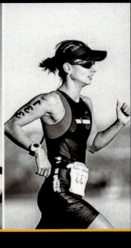

Marina Nassar — TRIATLETA, CORREDORA E TREINADORA
Conheci a Luiza na pós-graduação em Fisiologia do exercício em 2014 (UFSCAR), eu educadora física e ela nutricionista. Que encontro o destino nos proporcionou, uma relação profissional e pessoal que trago comigo até hoje e levarei para o resto da vida. Amiga, irmã, parceira e nutricionista, comecei como sua paciente em 2014 quando dei início às competições em corridas de rua na distância de 5km. Sempre pratiquei esportes e nunca fui de "abusar" nas besteiras, mas eu não tinha noção da dimensão de um acompanhamento nutricional até conhecê-la.
Comecei a ganhar todas as corridas de Ribeirão Preto e região, ou então sempre entre as 3 primeiras colocadas, nesse período bati meu recorde pessoal nos 5km com 19'29''. Com a mudança de trabalho, comecei a me dedicar ao *triathlon*, a Luiza já pedalava quando eu comprei minha primeira *bike speed*, me desafiou para um "treininho" de estreia juntas. Me levou para pedalar 90km. Depois dessa, qualquer relação acabaria, "risos".
Nossa parceria em treinos se intensificou, ela me "puxava" durante o ciclismo e eu na corrida e ambas sofríam na natação. Foram muitos treinos e provas juntas, ótimas lembranças e muitas histórias.
No *triathlon*, bati meu recorde novamente nos 5km, 18'38''. Em 2018, cheguei ao meu auge e disputei o mundial de *sprint triathlon* em Gold Cost, Austrália, experiência única e inesquecível na minha vida e devo muito a ela.
"Parça" (apelido carinhoso, e sempre será, não importa o tempo e a distância), obrigada por tudo, não será nessa vida que irei conseguir te agradecer. Muito obrigada por todos esses anos de amizade e companheirismo.

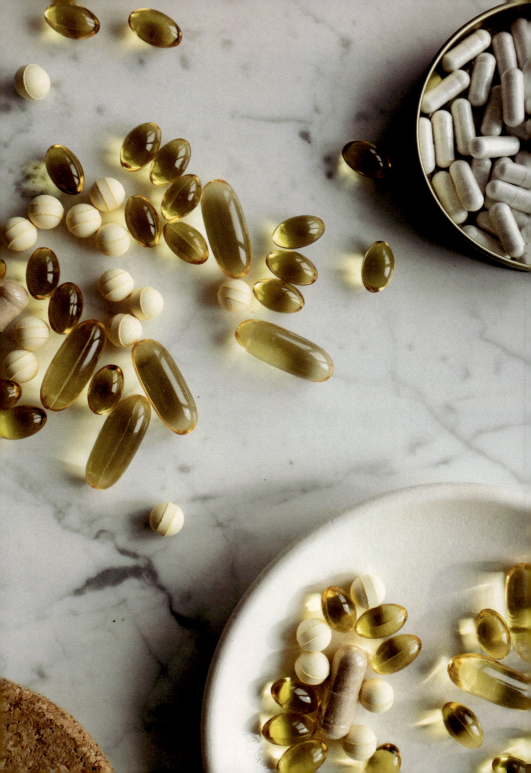

VIII

Auxílio ergogênico, suplementos, vitaminas e minerais

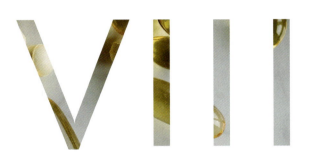

Auxílio ergogênico e suplementos: creatina, beta-alanina, nitrato, bicarbonato de sódio, cafeína

A prevalência do uso de suplementos por atletas foi estimada em torno de 37% a 89%. Os objetivos dessa utilização incluem a melhoria do desempenho ou da recuperação, melhoria ou manutenção da saúde, aumento de energia, compensação por má nutrição, suporte imunológico e manipulação da composição corporal.

No entanto, é comum o uso de suplementos sem avaliação e indicação de um profissional nutricionista, normalmente por indicação de amigos, familiares, colegas de equipe, treinadores e por meio de pesquisas na internet[93].

Isso pode trazer sérias consequências aos atletas, já que doses inadequadas ou falta de precaução quanto à formulação desses suplementos pode não oferecer a resposta desejada. As consequências são ainda maiores para os atletas que competem sob códigos *antidoping*, pois estão sujeitos à contaminação por substâncias proibidas ou não permitidas (presença de ingredientes ocultos que apresentam toxicidade).

Cabe ao Nutricionista Esportivo fornecer informações confiáveis e baseadas em evidências sobre a adequação, eficácia e dosagem de suplementos e/ou estratégia ergogênica.

O auxílio ergogênico é qualquer técnica de treinamento, item mecânico, ingredientes ou prática nutricional, método farmacológico ou psicológico, que melhora a capacidade de desempenho na eficiência, recuperação e/ou adaptação ao exercício.

E Suplemento é um produto para ingestão oral que se destina a complementar a dieta e que contém um 'ingrediente dietético'. Inclui vitaminas, minerais, ervas ou outros vegetais, aminoácidos e substâncias como enzimas, tecidos orgânicos e extratos glandulares, metabólitos ou concentrados dessas substâncias, encontrados de várias formas[49].

A seguir, as principais evidências que apoiam a eficácia e segurança de compostos ergogênicos e suplementos associados à *performance* no esporte de *endurance*, o *triathlon*. Os compostos não citados apresentam evidência limitada ou pouca ou nenhuma evidência de segurança, segundo a *International Society of Sports Nutrition*[49].

Creatina

A creatina é um composto sintetizado no organismo a partir de dois aminoácidos (arginina e glicina). 90% da creatina circulante no sangue é absorvida pelo músculo esquelético. Na transição de repouso para exercício é ofertada como forma de energia e tem prevalência de duração de 6 a 8 s durante a contração muscular, até que outra via se torne predominante[94].

Seu interesse na suplementação deve-se a sua ação no desempenho de *sprint* e exercícios de alta intensidade que dependem muito do sistema creatina-fosfocreatina nos primeiros 10 s da contração. Além disso, existem numerosas evidências do aumento de massa muscular em 4 a 8 semanas de treinamento com o uso da creatina[95,96,97].

Apesar de o *triathlon* possuir características de provas longas, existem distâncias mais curtas como *short* ou olímpico em que o *sprint* final pode fazer toda a diferença entre os primeiros colocados. Em distâncias mais longas de 70.3 ou *ironman full,* durante a periodização que apresente tiros curtos e intensos, o uso da creatina pode ser considerado, auxiliando inclusive na recuperação, na diminuição da incidência de lesão durante o treinamento[96,97] e otimizando reservas de carboidrato[98]. Importante avaliar junto ao atleta o período exato para ingestão da creatina, uma vez que o aumento de peso, relatado por alguns como efeito colateral, interfere na fase de treino.

De acordo com a ISSN[49], a creatina monoidratada é o suplemento nutricional ergogênico mais eficaz atualmente, indicado para o aumento da capacidade de exercício de alta intensidade e da massa corporal magra durante o treinamento. Sua absorção é melhor quando associada a refeições com carboidrato ou carboidrato e proteína.

O método mais rápido para aumentar os estoques de creatina muscular é por meio da ingestão inicial de 0,3 g/kg/dia de creatina monoidratada por 5 a 7 dias, seguidos de 3 a 5g/dia para manutenção dos estoques elevados. A ingestão de quantidades menores aumenta as reservas de creatina muscular durante um período mais longo, de 3 a 4 semanas[99].

A creatina, na forma de suplementação para atletas veganos, merece destaque por suas principais fontes alimentares proverem de carne e peixes[100].

Beta-alanina

A beta-alanina é um aminoácido não essencial, que atua na síntese de carnosina, presente em grande quantidade no músculo esquelético. É uma das principais substâncias disponíveis como tampão intracelular[101].

Para o aumento de carnosina no músculo, a ingestão via oral é de 3 a 6g/dia de beta-alanina, uso crônico, durante 28 dias, mínimo de 4 a 8 semanas, com efeito até 12g/dia[102]. Esse aumento chega a 60% em 4 semanas e a 80% em 10 semanas[103].

A administração de beta-alanina promove a melhoria da fadiga neuromuscular em atividades que duram até 4 min[101]. Estudos relataram sua ação no aumento do número de repetições, aumento da massa magra e no volume de treinamento[104,105,106], os efeitos da beta-alanina são potencializados quando associada à suplementação de creatina[107].

Apesar da parestesia ser um efeito colateral relatado, em doses fracionadas é bem tolerada. Assim como a creatina, a beta-alanina pode auxiliar o triatleta que possui carga extenuante de treinos em períodos específicos de treinamento, pois tem efeito na redução da fadiga e do estresse oxidativo[104,105]. O uso da beta-alanina aumenta os níveis de carnosina, substância que melhora as adaptações do treinamento de resistência[98].

Nitrato

O nitrato, suplementado na forma de suco de beterraba, tem o potencial de aumentar as adaptações do treinamento de resistência. Além disso, tem capacidade de aumentar os níveis plasmáticos de nitrito e óxido nítrico e a eficiência e biogênese da mitocôndria, diminuindo o custo de oxigênio da contração muscular e o estresse metabólico no interior do músculo[98].

Os efeitos foram observados durante a administração de 6 a 8 mmol de NO3 durante 8 dias, em uma única dose, 2 a 3 horas anteriores à atividade física[108]. Para atletas de elite são consideradas doses mais altas, de 8 a 12 mmol, equivalentes a 500 a 800 mg de alimentos ricos em nitrato como beterraba, espinafre e rúcula [109,110]. Valores menores (5 mmol) não apresentaram efeito durante 6 semanas de administração[111].

Bicarbonato de sódio

Suplementos conhecidos como 'agentes tampões' atuam como reguladores do PH sanguíneo, equilibrando ácido (H+) e dióxido de carbono (CO_2) que se acumulam no músculo e no sangue durante exercícios de alta intensidade, permitindo uma menor percepção de esforço e maior tolerância do atleta durante o treinamento[49].

Ocorrem adaptações periféricas por influência do PH, como limiar de lactato e respiração mitocondrial, que sofrem interferência devido ao nível de condicionamento físico, número e intensidade das sessões realizadas, sexo e genética[98].

Sua ação é aguda. A dose suficiente de bicarbonato de sódio para aumentar sua concentração no sangue e alterar o PH são de 0,2 a 0,4g/kg de peso fracionados ao longo do dia em 3 porções, 2 horas antes da atividade[112]. Deve-se evitar seu consumo juntamente com alimentos ricos em proteínas para evitar processo fermentativo e desconforto.

Devido às concentrações de lactato no sangue também reduzirem durante a acidose, o bicarbonato de sódio pode impactar negativamente nas adaptações do treinamento, pois a sinalização de lactato influencia a biogênese mitocondrial e a resposta adaptativa crônica ao treinamento. Com o aumento do PH no sangue pode ocorrer aumento na taxa de degradação de glicogênio muscular, sugerindo assim a suplementação periodizada de acordo com o objetivo e a fase de treinamento. Deve-se avaliar os cuidados com efeitos colaterais gastrointestinais que podem surgir[98,112].

Cafeína

A cafeína é um estimulante natural presente em muitos suplementos nutricionais como o guaraná, e em bebidas e alimentos como café, chás, chocolates, alguns refrigerantes e bebidas energéticas[49].

Dentre os mecanismos que promovem os efeitos ergogênicos da cafeína durante o treino de resistência está a redução da percepção de esforço, ação poupadora no uso de carboidratos durante o exercício, melhorando a capacidade de exercício de resistência. Novas investigações apontam ainda para a melhoria da respiração e biogênese mitocondrial e para a reposição de glicogênio muscular pós-exercício[113,114,115].

A dose de administração varia de 3 a 9mg/kg, ingerida de 30 a 90 min antes do exercício, ou 3mg/kg pós-exercício, se o objetivo for a ressíntese de glicogênio muscular[115].

A cafeína proveniente de fonte anidra ou do café possui o mesmo efeito ergogênico[113,114]. Seu uso habitual não diminui sua eficácia, porém doses altas podem ser tóxicas, especialmente em indivíduos com alteração no gene CYP1A2. Esse gene atua na quebra e eliminação da cafeína, provocando efeitos colaterais como dor de cabeça, tremor, ansiedade e aumento da frequência cardíaca[116,117].

Doses acima de 9mg/kg, que produzem níveis de cafeína urinário superior a 15mg/mL, podem resultar em níveis que ultrapassam o limiar de *doping* para muitas organizações esportivas[49].

Vitaminas

As vitaminas são compostos orgânicos essenciais que regulam processos metabólicos e neurológicos, regulam a síntese de energia e impedem a destruição das células. São divididas em 2 grupos: lipossolúveis - incluem as vitaminas A, D, E e K, armazenadas em vários tecidos, o que pode resultar em toxicidade se consumidas em quantidades excessivas; e hidrossolúveis - todo o complexo de vitaminas B e C, solúveis em água, cujo excesso é eliminado na urina, com poucas exceções[49].

A suplementação para melhorar a saúde e o desempenho é relevante em casos de deficiência vitamínica do atleta ou em períodos específicos de treinamento e preparo pré-competitivo. É também indicada para melhoria da imunidade ou redução da incidência de infeções do trato respiratório superior, como no caso da vitamina C, ou redução dos danos oxidativos resultante da vitamina E em atletas em períodos de treinamento em maior grau [118].

Porém, a alta ingestão dessas vitaminas pode afetar negativamente as adaptações intracelulares frente à resposta do treinamento físico[119].

Para atletas com consumo de uma dieta equilibrada, rica em nutrientes e que atenda às necessidades diárias e de treino, a suplementação de vitaminas possui pouco valor ergogênico.

Caso o consumo seja direcionado à saúde (não ao desempenho), 100-500mg/d de niacina (B3) podem elevar os níveis de colesterol da lipoproteína de alta densidade (HDL) e diminuir o risco de doença cardíaca em pacientes dislipidêmicos[120].

A vitamina D merece grande atenção devido à alta prevalência de sua deficiência em atletas que treinam em ambientes fechados, no início da manhã e à noite - quando os níveis de luz ultravioleta são baixos. Atletas que possuem pele escura ou alto conteúdo de gordura corporal também têm risco maior de insuficiência e deficiência de vitamina D.

Muitas vezes, a dieta por si só não demonstra ser um meio confiável para resolver essa deficiência e pode ser preciso recorrer à suplementação, dada a grande capacidade das vitaminas de preservar a função músculo--esquelética [121] função imune, evitar inflamações e prevenir lesões[122,123].

A administração de 10mg/dia de vitamina K sugeriu uma melhora no equilíbrio entre formação óssea e reabsorção. A vitamina C (500mg/dia) promove e mantém um sistema imunológico saudável[124]. A piridoxina (B6), quando combinada com as vitaminas B1 e B12, pode aumentar os níveis de serotonina e melhorar as habilidades motoras finas[125].

Direcionamento de vitaminas em Triatletas

Vitaminas	RDA	Estratégia nutricional
B3	Homens 16mg/d Mulheres 14mg/d	100-500mg/dia para aumento do HDL e tratamento de dislipidemia.
Vitamina E	15mg/d	Diminuir o estresse oxidativo.
Vitamina D	5mcg/d	Associada ao cálcio, prevenir perda óssea em atletas suscetíveis à osteoporose. *Considerar suplementação caso o atleta não se exponha ao sol diariamente.
Vitamina K	Homens 120mcg/d Mulheres 90mcg/d	10mg/dia para melhora do equilíbrio entre formação óssea e reabsorção.
Vitamina C	Homens 90mg/d Mulheres 75mg/d	500mg/dia para manutenção do sistema imunológico.
B6, B1, B12	B6:1,3mg/d (idade <51) B1: Homens 1,2mg/d Mulheres 1,1mg/d B12: 2,4mcg/d	Aumento dos níveis de serotonina.

Fonte: elaborado pela autora (2020).

Minerais

Os minerais são elementos inorgânicos, essenciais nos processos metabólicos. Eles atuam em estruturas de tecidos corporais, são componentes importantes de enzimas e hormônios, reguladores no controle metabólico e neural.

Durante uma série contínua de exercícios intensos no calor ocorrem mudanças agudas nas concentrações de sódio, potássio e magnésio. Assim como no caso das vitaminas, perdas significativas de minerais devem ser repostas. O aumento da disponibilidade de sal durante o treinamento ajuda a manter o equilíbrio de fluidos e a prevenir a hiponatremia.

Embora a perda de potássio tenha sido associada a cãibras musculares, a etiologia da cãibra ainda é desconhecida e sua suplementação não é clara[126].

O magnésio só foi associado ao desempenho quando suplementado em caso de deficiência[127].

A suplementação de cálcio em atletas suscetíveis a desenvolver osteoporose pode ser benéfica[122]. O cálcio também promove o metabolismo da gordura, auxiliando no gerenciamento da composição corporal[128].

Quanto ao ferro, a suplementação só melhorou a capacidade do exercício em atletas propensos à deficiência ou em situação de anemia e treinamento em altitude[129,130,131]. Nesses casos, a suplementação é contraindicada no período imediatamente após o exercício extenuante, pois existe o potencial de níveis elevados de hepcidina interferirem na absorção de ferro[132].

O mineral fósforo, na forma de fosfato de sódio, 4g/d por 3 dias, aumentou a captação máxima de oxigênio, o limiar anaeróbico e a capacidade de exercícios de resistência de 8 a 10%[133].

A suplementação de 25mg/d de zinco durante o treinamento diminuiu as alterações da função imune induzidas pelo exercício[134,135].

Sob certas condições, quando associados à dieta, administrados de acordo com a necessidade e de forma correta pelos nutricionistas, os minerais podem aumentar a capacidade e/ou as adaptações ao treinamento.

Direcionamento nutricional para o *triathlon*: da ciência à prática

Direcionamento de minerais em Triatletas

Vitaminas	RDA	Estratégia nutricional
Sódio	500mg/d	*retornar o capítulo sobre hidratação e eletrólitos *300-600mg/h ou 1,7-2,9g de sal durante um exercício prolongado.
Cálcio	1000mg/d (19 a 50 anos)	Para atletas com baixa ingesta ou suscetíveis à osteoporose e auxílio no gerenciamento da composição corporal.
Ferro	Homens 8mg/d Mulheres 18mg/d (19 a 50 anos)	Suplementar em caso de anemia ou deficiência ou treinamento em altitude; horário de administração longe do pós-treino.
Fosfato de sódio	700mg/d	4g/d por 3 dias para aumentar captação máxima de oxigênio, limiar anaeróbico e capacidade de exercícios de resistência.
Zinco	Homens: 11mg/d Mulheres: 8mg/d	Melhorar função imune associada ao treinamento.

Fonte: elaborado pela autora (2020).

Relatos dos pacientes

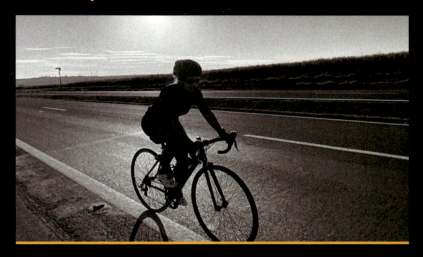

Lilyan Walkiria — NADADORA E INICIANTE NO TRIATHLON
Eu estava há tempos em busca de um nutricionista que entendesse minha necessidade e, quando encontrei a Dra. Luiza, foi identificação à primeira consulta! Com simples ajustes e adequações, percebi já no primeiro treino após a consulta uma melhora muito significativa no desempenho. E seguimos assim, evoluindo a cada consulta e nos treinos e com boas expectativas para atingir meus objetivos em provas.

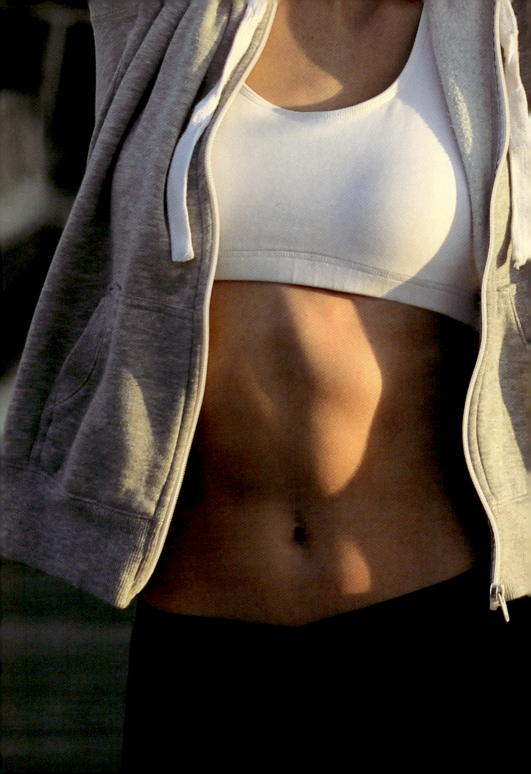

IX

Saúde intestinal do atleta

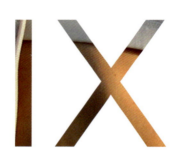

A microbiota intestinal possui funções metabólicas essenciais, como a digestão e absorção de alimentos, neutralização de drogas e agentes cancerígenos, síntese de vitaminas, ácidos biliares secundários, ácidos graxos de cadeia curta, proteção contra infecções patogênicas e regulação do estresse oxidativo[136].

Os exercícios de *endurance* interferem na microbiota intestinal, que é composta por mais de 100 trilhões de microrganismos, em maior quantidade quando comparada ao número de células no corpo[137].

Os relatos de atletas com alterações do trato gastrointestinal (TGI) são frequentes. Essa incidência foi relatada por 93% dos triatletas que realizaram uma prova de longa distância, sendo que 7% dos participantes desse estudo abandonaram a competição devido a um grave distúrbio gastrointestinal e 45% relataram queixas graves[138].

A causa desses sintomas pode ser multifatorial. Inclui redução do fluxo sanguíneo intestinal, liberação de hormônios gastrointestinais, estresse mecânico causado sobre o TGI, desidratação, fatores psicológicos, idade, sexo, dieta e nível de treinamento do indivíduo[139,140,141].

Além da grande importância da microbiota na saúde, evidências recentes apontam relação com a *performance* esportiva, dada a sua associação com a principal organela relacionada ao equilíbrio redox e à produção de energia, a mitocôndria[142].

O nutricionista esportivo deve realizar um plano alimentar que garanta o funcionamento gastrointestinal saudável do atleta ao longo de cada fase de treinamento. Isso é possível com manobras nutricionais que otimizem a digestão e absorção dos alimentos durante o exercício. Quando necessário, podem ser prescritos compostos vivos ou substratos que tragam benefício ao hospedeiro como probióticos e prebióticos, importante tema que será detalhado em outra oportunidade.

Direcionamento nutricional para o *triathlon:* da ciência à prática

Relatos dos pacientes

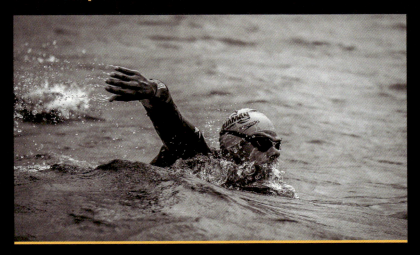

Epaminondas Jr. — NADADOR
O acompanhamento nutricional com a Dra. Luiza fez total diferença. Uma semana após a primeira consulta com as orientações e ajustes no plano alimentar, já senti grande melhora na *performance* durante os treinos. Consequentemente, os resultados em provas foram muito positivos. Além de tudo, imunidade e saúde se fortaleceram. O acompanhamento será fundamental para conseguir realizar meus planos futuros das próximas ultramaratonas aquáticas.

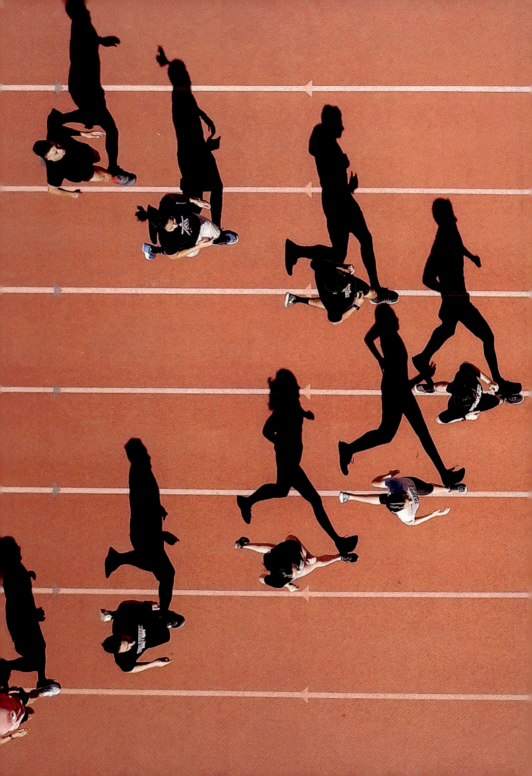

X

Considerações finais

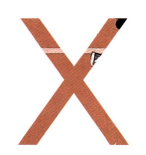

Os atletas de *triathlon* possuem uma rotina extenuante de treinamento. Conciliar essa rotina com os afazeres da vida pessoal e do trabalho é o grande desafio para manter a saúde e/ou maximizar o resultado dos treinos de muitos praticantes que incluíram esse esporte como estilo de vida.

O déficit energético pode prejudicar não só o desempenho, mas também funções corporais normais - incluindo perda indesejada de massa muscular, disfunção menstrual, distúrbios hormonais, alteração na densidade óssea, risco de fadiga, lesões e doenças.

A nutrição esportiva tem como objetivo fornecer esse suporte alimentar e suplementar quando houver necessidade, permitindo que o atleta permaneça saudável, sem lesões, melhorando as adaptações funcionais e metabólicas para um determinado programa de treinamento, uma melhor recuperação até a próxima sessão de treino, preparando-o para o dia da competição.

A inclusão de suplementos multivitamínicos e/ou minerais é necessária quando o atleta não atinge as recomendações de uma dieta com alta disponibilidade energética a partir de uma variedade de alimentos ricos em nutrientes. Toda recomendação deve ser individualizada, atenta às escolhas e preferências do atleta.

Uma estratégia nutricional adequada acelera a recuperação e o atleta bem recuperado treina melhor.

A composição corporal ideal do atleta depende muito de fatores como idade, sexo, hereditariedade e, muitas vezes, da própria especificidade requerida pelo esporte praticado. As técnicas de avaliação física possuem limitações inerentes à confiabilidade e validade, mas, com protocolos de medição padronizados e interpretação cuidadosa dos resultados, elas podem fornecer informações úteis. Quando há necessidade de mudança nessa composição, o ideal é programá-la com antecedência ao evento ou competição para diminuir qualquer influência no desempenho do atleta.

Compreender, vivenciar e compartilhar as experiências que o esporte proporciona faz grande diferença quando o assunto é nutrição e *performance*. O tempo de acompanhamento nutricional também é um importante fator que aproxima a relação de confiança entre atleta e nutricionista, tornando as orientações e as estratégias mais assertivas para cada caso.

O esporte nos faz despertar para a vida através da prática e do hábito, renascer para novos interesses e sonhos sem discriminação. A importância de alguém que busca completar seu primeiro triathlon é a mesma para quem deseja ser campeão do Ironman em Kona. A consciência da finitude traz o desafio de nos transformarmos, e o sentido da vida recomeça.

LUIZA PEREIRA DI BONIFÁCIO

Relatos dos pacientes

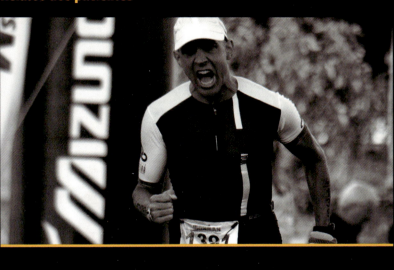

Gilberto A. Martins Jr. — TRIATLETA
O acompanhamento com a Nutri tem me ajudado muito. Desde perder uns quilos extras, até ficar mais disposto e mais resistente.
A maior diferença foi o aprender a comer melhor de forma equilibrada junto à rotina, e ter mais energia para os longos treinos, que começaram a ser mais eficientes com consequente progressão.
Eu tinha o costume de treinar sempre usando tudo o que tinha no limite, o que me enfraquecia e limitava o meu progresso, agora tenho mais consciência de que o meu corpo precisa de como ela diz, "combustível" de melhor qualidade para me manter por mais tempo em um ritmo forte. Os resultados vêm aparecendo nos treinos, e mal vejo a hora de poder testar no grande objetivo em competição.

O tempero da paixão pelo esporte é a vontade de ir além, porém manter a concentração nesse sentimento mesmo sob pressão e nos momentos mais desafiadores é a marca de um grande campeão.

LUIZA PEREIRA DI BONIFÁCIO

Relatos dos pacientes

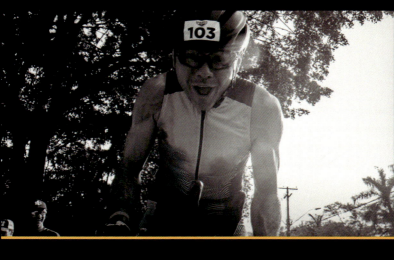

Fabrício Aranda — ULTRAMAN
O acompanhamento nutricional é imprescindível para o bom desempenho em qualquer tipo de esporte.
Uma alimentação balanceada e uma suplementação adequada durante os treinos, assim como um cronograma correto de ingestão de líquidos e alimentação (carbo, líquidos, sal, bcaa e glutamina entre outros) durante a prova são imprescindíveis para o sucesso, não só de conclusão do objetivo, mas para a qualidade do término, sem lesões e mantendo ritmo forte e consistente do começo ao fim.
A alimentação é uma parte importantíssima do preparo do atleta, associada aos treinos adequados é sucesso garantido!
Cada atleta e cada tipo de prova tem seu perfil, e o bom profissional de nutrição consegue adequar as necessidades de cada modalidade às particularidades de seu atleta.

Somos capazes de realizar qualquer coisa, desde que tenha claro em mente o que deseja, constância e utilizar as ferramentas corretas para essa construção. A base precisa ser sólida e, além da força física desenvolvida pelo treinamento e mantida pela nutrição, existem pilares importantes para construção de um atleta, caráter, responsabilidade e solidez mental.

LUIZA PEREIRA DI BONIFÁCIO

Relatos dos pacientes

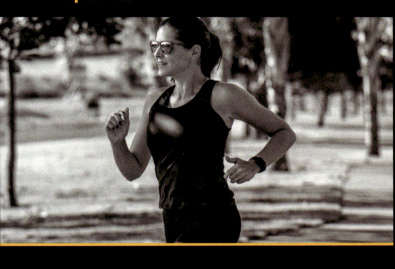

Iliuska Di Franco — CORREDORA AMADORA
Quando completei 35 anos, sedentária, com dois filhos e 10 kg a mais, resolvi tomar uma boa dose de vergonha na cara, dose necessária diária, mas que trouxe resultados ótimos e nenhum efeito colateral!
Comecei a correr, e a prática de exercícios regulares fez com que esses 10 kg fossem eliminados com muito prazer. Ao fim da minha primeira meia maratona, senti necessidade de melhorar o desempenho, recompensar meu corpo por tanto esforço e nutri-lo adequadamente para evitar as lesões, e procurar uma especialista. Mulheres sempre querem perder alguns quilos, mas, quando procurei a Lu, eu queria melhorar a corrida, queria evitar as temidas e recorrentes lesões.
O acompanhamento nutricional foi incrível. Não tenho grandes marcas, nenhum pódio ou nada parecido, mas me orgulho de quem me tornei através dessa transformação. Meus hábitos e corpo mudaram, atingi meus objetivos no esporte e comecei a perceber do que eu era capaz. Tudo dependia de querer e do meu esforço. Por trás disso, contava com uma equipe que me levaria aonde eu quisesse. Aprendi a observar os efeitos que a boa alimentação faz no meu corpo, percebo as consequências de comer tanto açúcar e aprendi a apreciar novos sabores, até me apaixonei pelo café amargo! Meu desempenho melhorou muito e a confiança que deposito nela é enorme! Se ela fala, eu obedeço mesmo, porque sei que, por trás de cada

Muitos acreditam que o sucesso no esporte seja um dom próprio da aptidão física, eu acredito que o que realmente o nutre é a curiosidade e vontade constante em conhecer seus limites e encontrar o seu melhor. Existem grandes atletas que com o tempo se tornaram medíocres, e pessoas que se achavam medíocres e se transformaram em grandes atletas.

LUIZA PEREIRA DI BONIFÁCIO

Relatos dos pacientes

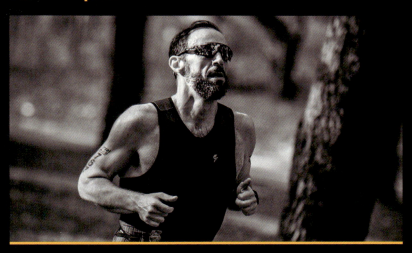

Daniel Levy — TRIATLETA

Sabe quando a gente entra em uma estrada desconhecida, com neblina e sem enxergar um palmo à sua frente? Você fica ansioso, assustado, ressabiado, sabe que não pode parar, mas tem medo de continuar. Este era eu há um ano e meio. Vinha de um processo de emagrecimento que me fez eliminar 30kg e iniciar a prática de um novo esporte, o *triathlon*.

Comecei o acompanhamento com a Dra. Lu querendo acelerar meu corpo. Já que estava tomando gosto pelo esporte, mas com a neblina no ar e medo de ingerir muita comida e engordar novamente, ou lesionar o corpo, sem saber como proceder em treinos mais longos, mas sem querer parar.

Com a estratégia que ela traçou para mim e a dedicação que me permite acioná-la a qualquer momento e em um trabalho muito integrado entre ela e meu técnico, consegui deixar a neblina para trás e conhecer uma estrada linda: estou hoje, aos 43 anos, na melhor forma da minha vida, cheio de gás e treinando para provas que eu nunca imaginei participar.

Referências

1. LEFÉVRE, C. E. A. O esporte moderno e a busca do limite: maratona, ironman e corrida de aventura. *In:* RUBIO, K. (org.). **Psicologia do esporte aplicada.** São Paulo: Casa do Psicólogo, 2003.
2. FRAYN, K. N. Calculation of substrate oxidation rates in vivo from gaseous exchange. **Journal of Applied Physiology,** 55(2), p. 628-634, 1983.
3. MASSICOTTE, P. F. Table of nonprotein respiratory quotient: an update. **Canadian Journal of Sport Sciences,** 16(1), p. 23-29, 1991.
4. AMERICAN COLLEGE OF SPORTS MEDICINE (ACMS). **Manual de Pesquisa das Diretrizes do ACSM para os testes de esforço e sua prescrição.** 4 ed. Rio de Janeiro: Guanabara Koogan, 2003.
5. MUJIKA, I. *et al.* An integrated, multifactorial approach to periodization for optimal performance in individual and team sports. **International Journal of Sports Physiology and Performance,** 13(5), p. 538-561, 2018.
6. NOAKES, T. **Lore of running.** 4 ed. Champaign, IL: Human Kinetics, p. 282-284, 2001.
7. OKANO, A. H. *et al.* Comparação entre limiar anaeróbio determinado por variáveis ventilatórias e pela resposta do lactato sanguíneo em ciclistas. **Revista Brasileira de Medicina do Esporte [online],** v. 12, n. 1, p. 39-44, 2006.
8. SELLES-PEREZ, S.; FERNANDEZ-SAEZ, J.; CEJUELA, R. Polarized and pyramidal training intensity distribution: relationship with a half-ironman distance triathlon competition. **Journal of Sports Science and Medicine,** 18(4), p.70 8-715, 2019.
9. PSILVA SEQUEIROS, J. L. da *et al.* Estudo sobre a fundamentação do modelo de periodização de Tudor Bompa do treinamento desportivo. **Fitness & Performance Journal,** 4(6), p. 341-347, 2005.
10. PASCHOAL, V.; NAVES, A.; FONSECA, A. B. B. L. da. **Nutrição clínica funcional:** dos princípios à prática clínica.1 ed. revisada. São Paulo: VP Editora, 2008.
11. INSTITUTE FOR FUNCTIONAL MEDICINE. **Clinical nutrition:** a functional approach. 2. ed. Washington: Gig Harbor, 2004.
12. MCARDLE, W. D.; KATCH, F. I. **Nutrição, exercício e saúde.** 4.ed. Rio de Janeiro, MEDSI, 1994.
13. SUNDGOT-BORGEN, J. *et al.* How to minimise the health risks to athletes who compete in weight-sensitive sports review and position statement on

behalf of the ad hoc research working group on body composition, health and performance, under the auspices of the IOC Medical Commission. **British Journal of Sports Medicine,** 47(16), p. 1012-1022, 2013.

14. MCARDLE, W. D.; KATCH, F. I.; KATCH, V. L. **Fisiologia do exercício:** nutrição, energia e desempenho humano. 3 ed. Rio de Janeiro: Guanabara Koogan, 1992.

15. BASSIT, R. A.; MALVERDI, M. A. Avaliação nutricional de triatletas. **Revista Paulista de Educação Física,** v. 12, n.1, p. 42-53, 1998.

16. ANJOS, M. A. B. et. al. Características somatotípicas, dermatoglíficas e fisiológicas do atleta de triatlo. **Fitness e Performance Journal,** v. 2, n.1, p.49-57, 2003.

17. HELAL, L. **Análise da composição corporal de triatletas amadores participantes do ironman Brasil 2012.** Disponível em: https://riuni.unisul.br/ bitstream/handle/12345/1332/104945_Lucas.pdf?sequence=1&isAllowed=y. Acesso em: 20 abr. 2019.

18. THOMAS, D. T.; ERDMAN, K. A.; BURKE, L. M. Position of the Academy of Nutrition and Dietetics, Dietitians of Canada, and the American College of Sports Medicine: nutrition and athletic performance. **Journal of the Academy of Nutrition and Dietetics,** 116(3), p. 501-528, 2016.

19. INSTITUTE OF MEDICINE. Food and nutrition board. Total fat and fatty acids. In: **Dietary reference intakes for energy, carbohydrate, fiber, fat, fatty acids, cholesterol, protein, and amino acids.** Institute of Medicine, Washington: The National Academies Press, 2005.

20. KIEBZAK, G. M. *et al.* Measurement precision of body composition variables using the lunar DPX-L densitometer. **Journal of Clinical Densitometry,** 3(1), p. 35-41, 2000.

21. LUKASKI, H. C. *et al.* Assessment of-free mass using bioeletrical impedance measurements of the human body. **American Journal of Clinical Nutrition,** 41(4), p. 810-817, 1985.

22. LOHMAN, T. G.; ROCHE, A. F.; MARTORELL, R. **Anthropometric standardization reference manual.** Champaign, IL: Human Kinetics, 1998.

23. NORTON, K.; OLDS, T. **Anthrometrica.** Marrickville: NSW Southwood Press, p. 273, 2000.

24. KIMURA, M. A. *et al.* Avaliação nutricional. *In:* Cuppari, L. **Guias de medicina ambulatorial e hospitalar da EPM-Unifesp.** Nutrição clínica no adulto. 3 ed. Barueri, SP: Manole, p. 111-149, 2014.

25. MUSSOI, T. D. Avaliação antropométrica. *In:* Mussoi, T. D. **Avaliação nutricional na prática clínica:** da gestação ao envelhecimento. Rio de Janeiro: Guanabara Koogan, 2014.

26. STROUD, M. The nutritional demands of very prolonged exercise in man. **The Proceedings of the Nutrition Society,** 57(1), p. 55-61, 1998.

27. MILLER, G. D. Carboidratos na ultra-resistência e no desempenho atlético. In: WOLINSKY, I.; HICKSON JR, J. F. (ed.). **Nutrição no exercício e no esporte.** 2 ed. São Paulo: Roca, p. 51-67, 1996.

28. VIEBIG, R. F.; NACIF, M. Nutrição aplicada à atividade física e ao esporte. *In:* SILVA, S. M. C. S. da; MURA, J. D. P. **Tratado de alimentação, nutrição & dietoterapia.** 3 ed. São Paulo: Payá. 2016.

29. MOUNTJOY, M. *et al.* The IOC consensus statement: beyond the female athlete triad--relative energy deficiency in sport (RED-S). **British Journal of Sports Medicine,** 48(7), p.491-497, 2014.

30. TORMEN, C. C. D.; DIAS, R. L.; SOUZA, C. G. Avaliação da ingestão alimentar, perfil antropométrico e conhecimento nutricional de corredores de rua de Porto Alegre. **Revista Brasileira de Nutrição Esportiva,** vol. 6, n. 31, p. 4-11, 2012.

31. VOLP, A. C. P. *et al.* Energy expenditure: components and evaluation methods. **Nutrición Hospitalaria,** vol. 26(3), p. 430-440, 2011.

32. THOMPSON, J.; MANORE, M. M. Predicted and measured resting metabolic rate of male and female endurance athletes. **Journal of the American Dietetic Association,** 96(1), p. 30-34, 1996.

33. VOLP, A. C. P. *et al.* Energy expenditure: components and evaluation methods. **Nutrición Hospitalaria,** vol. 26(3), p. 430-440, 2011.

34. FERRANNINI, E. The theoretical bases of indirect calorimetry: a review. **Metabolism,** 37(3), p. 287-301, 1988.

35. GUEBELS, C. P. *et al.* Active women before/after an intervention designed to restore menstrual function: resting metabolic rate and comparison of four methods to quantify energy expenditure and energy availability. **International Journal of Sport Nutrition and Exercise Metabolism,** vol. 24(1), p. 37-46, 2014.

36. THOMAS, T.; ERDMAN, K. A.; BURKE, L. M. Position of the Academy of Nutrition and Dietetics, Dietitians of Canada, and the American College of Sports Medicine: nutrition and athletic performance. **Journal of the Academy of Nutrition And Dietetics,** 116(3), p. 501-528, 2016.

37. LOUCKS, A. B. Energy balance and energy availability. *In:* MAUGHAN, R. J. **Sports Nutrition, The Encyclopedia of Sports Medicine:** an IOC Medical Commission Publication. John Wiley & Sons, Ltd: West Sussex, UK, p. 72-87, 2013.

38. BURKE, L. M.; LOUCKS, A. B.; BROAD, N. Energy and carbohydrate for training and recovery. **Journal of Sports Sciences,** 24(7), p. 675-685, 2006.

39. KERKSICK, C. M.; KULOVITZ, M. Requirements of energy, carbohydrates, proteins and fats for athletes. *In:* BAGCHI, D; NAIR, S.; SEN, C. K. (ed.). **Nutrition and enhanced sports performance:** recommendations for muscle building. London: Elsevier Publishers, 2013.

40. BURKE, L. M. *et al.* Carbohydrates for training and competition. **Journal of Sports Sciences,** 29, p. 17-27, 2011. Supl. 1.

41. THOMAS, D. T.; ERDMAN, K. A.; BURKE, L. M. Position of the Academy of Nutrition and Dietetics, Dietitians of Canada, and the American College of Sports Medicine: nutrition and athletic performance. **Journal of the Academy of Nutrition and Dietetics,** 116(3), p. 501-528, 2016.

42. BURKE, L. M.; HAWLEY, J. A. Effects of short-term fat adaptation on metabolism and performance of prolonged exercise. **Medicine and Science in Sports and Exercise,** 34(9), p. 1492-1498, 2002.

43. KERKSICK, C. M.; KULOVITZ, M. Requirements of energy, carbohydrates, proteins and fats for athletes. *In:* BAGCHI, D; NAIR, S.; SEN, C. K. (ed.). **Nutrition and enhanced sports performance:** recommendations for muscle building. London: Elsevier Publishers, 2013.

44. BURKE, L. M. *et al.* Carbohydrates for training and competition. **Journal of Sports Sciences,** 29, p. 17-27, 2011. Supl. 1.

45. VIRIBAY, A. *et al.* Effects of 120 g/h of carbohydrate intake during a mountain marathon on exercise-induced muscle damage in elite runners. **Nutrients,** 12 (5), 1367, 2020.

46. CERMAK, N. M.; VAN LOON, L. J. C. The use of carbohydrates during exercise as an ergogenic aid. **Sports Medicine,** 43(11), p. 1139-1155, 2013.

47. JEUKENDRUP, A. E. Training the gut for athletes. **Sports Medicine,** 47, p. 101-110, 2017. Supl. 1.

48. COX, G. R. *et al.* Daily training with high carbohydrate availability increases exogenous carbohydrate oxidation during endurance cycling. **Journal of Applied Physiology Published,** vol. 109, n. 1, p. 126-134, 2010.

49. KERKSICK, C. M. *et al.* ISSN exercise & sports nutrition review update:

research & recommendations. **Journal of the International Society Sports Nutrition,** 15, 38, 2018.

50. MEARS, S. A. *et al.* Sports drink intake pattern affects exogenous carbohydrate oxidation during running. **Medicine and Science in Sports and Exercise,** 2020.

51. PFEIFFER, B. *et al.* The effect of carbohydrate gels on gastrointestinal tolerance during a 16-km run. **International Journal of Sport Nutrition and Exercise Metabolism,** 19(5), p. 485-503, 2009.

52. CHAMBERS, E. S.; BRIDGE, M. W.; JONES, D. A. Carbohydrate sensing in the human mouth: effects on exercise performance and brain activity. **The Journal Physiology,** 587, p. 1779-1794, 2009.

53. POTTIER, A. *et al.* Mouth rinse but not ingestion of a carbohydrate solution improves 1-h cycle time trial performance. **Scandinavian Journal of Medicine & Science in Sports,** 20(1), p. 105-111, 2010.

54. TURNER, C. E. *et al.* Carbohydrate in the mouth enhances activation of brain circuitry involved in motor performance and sensory perception. **Appetite,** 80, p. 212-219, 2014.

55. LEUTHOLTZ, B.; KREIDER, R. Exercise and sport nutrition. In: WILSON, T.; TEMPLE, N. (ed.). **Nutritional Health,** Totowa: Humana Press, p. 207-239, 2001.

56. SHERMAN, W. M.; JACOBS, K. A.; LEENDERS, N. Carbohydrate metabolism during endurance exercise. In: KREIDER, R. B.; FRY, A. C.; O'TOOLE, M. L. (ed.). **Overtraining in sport.** Champaign: Human Kinetics Publishers, p. 289-308, 1998.

57. VOLEK, J. S. *et al.* Metabolic characteristics of keto-adapted ultra-endurance runners. **Metabolism,** 65(3), p. 100-110, 2016.

58. GOEDECKE, J. H. *et al.* Metabolic adaptations to a high-fat diet in endurance cyclists. **Metabolism,** 48(12), p. 1509-1517, 1999.

59. GUEBELS, C. P. *et al.* Active women before/after an intervention designed to restore menstrual function: resting metabolic rate and comparison of four methods to quantify energy expenditure and energy availability. **International Journal of Sport Nutrition and Exercise Metabolism,** vol. 24(1), p. 37-46, 2014.

60. BARTLETT, J. D.; HAWLEY, J. A.; MORTON, J. P. Carbohydrate availability and exercise training adaptation: Too much of a good thing? **European Journal of Sport Science,** 15(1), p. 3-12, 2015.

61. STARLING, R. D. *et al.* Effect of diet on muscle glycogen and endurance performance. **Journal of Applied Physiology,** 82(4), p. 1185-1189, 1997.

62. PITSILADIS, Y. P.; MAUGHAN, R. J. The effects of exercise and diet manipulation on the capacity to perform prolonged exercise in the heat and in the cold in trained humans. **The Journal of Physiology,** 517, p. 919-930, 1999.

63. HAWLEY, J. A.; BROUNS, F.; JEUKENDRUP, A. Strategies to enhance fat utilisation during exercise. **Sports Medicine,** 25(4), p. 241-257, 1998.

64. BURKE, L. M. *et al.* Effect of fat adaptation and carbohydrate restoration on metabolism and performance during prolonged cycling. **Journal of Applied Physiology,** 89(6), p. 2413-2421, 2000.

65. CAREY, A. L. *et al.* Effects of fat adaptation and carbohydrate restoration on prolonged endurance exercise. **Journal of Applied Physiology,** 91(1), p. 115-122, 2001.

66. BAILEY, C. P.; HENNESSY, E. A review of the ketogenic diet for endurance athletes: performance enhancer or placebo effect? **Jornal of the International Society of Sports Nutrition,** 17, 33, 2020.

67. PHILLIPS, S. M.; VAN LOON, L. J. C. Dietary protein for athletes: from requirements to optimum adaptation. **Jorunal of Sports Sciences,** 29, p. 29-38, 2011. Supl. 1.

68. JÄGER, R. *et al.* International society of sports nutrition position stand: protein and exercise. **Journal of the International Society of Sports Nutrition,** 14, 20, 2017.

69. VAN VLIET, S.; BURD, N. A.; VAN LOON, L. J. The skeletal muscle anabolic response to plant-versus animal-based protein consumption. **The Journal of Nutrition,** 145(9), p. 1981-1991, 2015.

70. RES, P. T. *et al.* Protein ingestion before sleep improves postexercise overnight recovery. **Medicine & Science in Sports and Exercise,** v. 44(8), p 1560-1569, 2012.

71. SNIJDERS, T. *et al.* Protein ingestion before sleep increases muscle mass and strength gains during prolonged resistance-type exercise training in healthy young men. **The Journal of Nutrition,** 145(6), p. 1178-1184, 2015.

72. VOLEK, J. S.; NOAKES, T.; PHINNEY, S. D. Rethinking fat as a fuel for endurance exercise. **European Journal of Sport Science,** 15(1), p. 13-20, 2015.

73. TERASAWA, N. *et al.* Effect of conjugated linoleic acid intake on endurance

exercise performance and anti-fatigue in student athletes. **Journal of Oleo Science,** 66(7), p. 723-733, 2017.

74. TAJMANESH, M. *et al.* Conjugated linoleic acid supplementation has no impact on aerobic capacity of healthy young men. **Lipids,** 50(8), p. 805-809, 2015.

75. MACALUSO, F. *et al.* Do fat supplements increase physical performance? **Nutrients,** 5(2), p. 509-524, 2013.

76. GETZIN, A. R.; MILNER, C.; LAFACE, K. M. Nutrition update for the ultraendurance athlete. **Current Sports Medicine Reports,** 10(6), p. 330-339, 2011.

77. GETZIN, A. R.; MILNER, C.; HARKINS, M. Fueling the triathlete: evidence-based practical advice for athletes of all levels. **Current Sports Medicine Reports,** 16(4), p. 240-246, 2017.

78. CHEUVRONT, S. N.; SAWKA, M. N. Hydration assessment of athletes. **Gatorade Sports Science Institute,** 18(2), p. 1-5, 2005.

79. CHEUVRONT, S. N.; SAWKA, M. N. Hydration assessment of athletes. **Gatorade Sports Science Institute,** 18(2), p. 1-5, 2005.

80. GAGGE, A. P.; GONZALEZ, R. R. Mechanisms of heat exchange: biophysics and physiology. In: PAPPENHEIMER, J. R.; FREGLY, M. J.; BLATTEIS, C. M. (ed.). **Handbook of physiology:** environmental physiology. New York: Oxford University Press, v. 1, p. 45-84,1996.

81. GAGNON, D.; JAY, O.; KENNY, G. P. The evaporative requirement for heat balance determines whole-body sweat rate during exercise under conditions permitting full evaporation. **The Journal of Physiology,** 591(11), p. 2925-2935, 2013.

82. LEIPER, J. B. Fate of ingested fluids: factors affecting gastric emptying and intestinal absorption of beverages in humans. **Nutrition Reviews,** vol. 73, p. 57-72, 2015. Supl. 2.

83. WITTBRODT, M. T.; MILLARD-STAFFORD, M. Dehydration impairs cognitive performance: a meta-analysis. **Medicine & Science in Sports & Exercise,** 50(11), p. 2360-2368, 2018.

84. JAY, O.; MORRIS, N. B. Does cold water or ice slurry ingestion during exercise elicit a net body cooling effect in the heat? **Sports Medicine,** 48, p. 17-29, 2018. Supl. 1.

85. CHEUVRONT, S. N.; KENEFICK, R. W. Dehydration: physiology, assessment, and performance effects. **Comprehensive Physiology,** 4(1), p. 257-285, 2014.

86. MCDERMOTT, B. P. *et al.* National athletic trainers' association position statement: fluid replacement for the physically active. **Journal of Athletic Training,** 52(9), p. 877-895, 2017.

87. CASA, D. J. *et al.* Fluid needs for training, competition, and recovery in track-and-field athletes. **International Journal of Sport Nutrition and Exercise Metabolism,** 29(2), p. 175-180, 2019.

88. EVANS, G. H. *et al.* Optimizing the restoration and maintenance of fluid balance after exercise-induced dehydration. **Journal of Applied Physiology,** 122(4), p. 945-951, 2017.

89. AMERICAN COLLEGE OF SPORTS MEDICINE *et al.* American College of Sports Medicine position stand. Exercise and fluid replacement. **Medicine and Science in Sports and Exercise.** 39(2), p. 377-390, 2007.

90. NOAKES, T.; IMMDA. Fluid replacement during marathon running. **Clinical Journal of Sport Medicine,** 13(5), p. 309-318, 2003.

91. THOMAS, D. T.; ERDMAN, K. A.; BURKE, L. M. Position of the Academy of Nutrition and Dietetics, Dietitians of Canada, and the American College of Sports Medicine: nutrition and athletic performance. **Journal of the Academy of Nutrition and Dietetics,** 116(3), p. 501-528, 2016.

92. JEUKENDRUP, A. E.; JENTJENS, R. L. P. G.; MOSELEY, L. Nutritional considerations in triathlon. **Sports Medicine,** 35(2), p. 163-181, 2005.

93. MAUGHAN, R. J. Risks and rewards of dietary supplement use by athletes. In: MAUGHAN, R. J. Sports Nutrition, **The Encyclopedia of Sports Medicine, an IOC Medical Commission Publication.** John Wiley & Sons Ltd: West Sussex, UK, 2014.

94. TERJUNG, R. L. *et al.* American College of Sports Medicine roundtable. The physiological and health effects of oral creatine supplementation. **Medicine & Science in Sports & Exercise,** 32(3), p. 706-717, 2000.

95. KREIDER, R. B. Effects of creatine supplementation on performance and training adaptations. **Molecular and Cellular Biochemistry,** 244(1-2), p. 89-94, 2003.

96. WATSFORD, M. L. *et al.* D. Creatine supplementation and its effect on musculotendinous stiffness and performance. **The Journal of Strength & Conditioning Research,** 17(1), p. 26-33, 2003.

97. KREIDER, R. B. Effects of creatine supplementation on performance and training adaptations. **Molecular and Cellular Biochemistry,** 244, p. 89-94, 2003.

98. ROTHSCHILD, J. A.; BISHOP, D. J. Effects of dietary supplements on adaptations to endurance training. **Sports Medicine,** 50(1), p. 25-53, 2020.

99. DERAVE, W. *et al.* Combined creatine and protein supplementation improves glucose tolerance and muscle glycogen accumulation in humans. **Abstracts of 6th International Conference on Guanidino compounds in Biology and Medicine,** 2001.

100. BURKE, D. G. *et al.* Effect of creatine and weight training on muscle creatine and performance in vegetarians. **Medicine & Science in Sports & Exercise,** 35(11), p. 1946-1955, 2003.

101. TREXLER, E. T. *et al.* International society of sports nutrition position stand: beta-alanine. **Journal of the International Society of Sports Nutrition,** p. 12-30, 2015.

102. CHURCH, D. D. *et al.* Comparison of two beta-alanine dosing protocols on muscle carnosine elevations. **Journal of the American College of Nutrition,** 36(8), p. 608-616, 2017.

103. HARRIS, R. C. *et al.* The absorption of orally supplied β-alanine and its effect on muscle carnosine synthesis in human vastus lateralis. **Amino Acids,** 30(3), p. 279-289, 2006.

104. HOFFMAN, J. R. *et al.* Short-duration beta-alanine supplementation increases training volume and reduces subjective feelings of fatigue in college football players. **Nutrition Research,** 28(1), p. 31-35, 2008.

105. SMITH, A. E. *et al.* Effects of beta-alanine supplementation and high-intensity interval training on endurance performance and body composition in men; a double-blind trial. **Journal of the International Society of Sports Nutrition,** 6, 5, 2009.

106. JAGIM, A. R.; HARTY, P. S.; CAMIC, C. L. Common ingredient profiles of multi-ingredient pre-workout supplements. **Nutrients,** 11(2), 254, 2019.

107. HOFFMAN, J. *et al.* Effect of creatine and β-alanine supplementation on performance and endocrine responses in strength/power athletes. **International Journal of Sport Nutrition and Exercise Metabolism,** 16(4), p. 430-446, 2006.

108. DOMÍNGUEZ, R. *et al.* Effects of beetroot juice supplementation on cardiorespiratory endurance in athletes. A systematic review. **Nutrients,** 9(1), 43, 2017.

109. PEELING, P. *et al.* Beetroot juice improves on-water 500 M time-trial performance, and laboratory-based paddling economy in national and

international level kayak athletes. **International Journal of Sport Nutrition and Exercise Metabolism,** 25(3), p. 278-284, 2015.

110. JONVIK, K. L. *et al.* Nitrate-rich vegetables increase plasma nitrate and nitrite concentrations and lower blood pressure in healthy adults. **The Journal of Nutrition,** 146(5), p. 986-993, 2016.

111. PUYPE, J. *et al.* No effect of dietary nitrate 924 supplementation on endurance training in hypoxia. **Scandinavian Journal of Medicine & Science in Sports,** 25(2), p. 234-241, 2015.

112. CARR, A. J.; HOPKINS, W. G.; GORE, C. J. Effects of acute alkalosis and acidosis on performance: a meta-analysis. **Sports Medicine,** 41, p. 801-814, 2011.

113. LARA, B. *et al.* Time course of tolerance to the performance benefits of caffeine. **PLoS One,** 14(1), 2019.

114. TREXLER, E. T. *et al.* Effects of coffee and caffeine anhydrous on strength and sprint performance. **European Journal of Sport Science,** 16(6), p. 702-710, 2016.

115. LOUREIRO, L. M. R.; REIS, C. E. G.; COSTA, T. H. M. da. Effects of coffee components on muscle glycogen recovery: a systematic review. **International Journal of Sport Nutrition and Exercise Metabolism,** 28(3), p. 284-293, 2018.

116. GRGIC, J. *et al.* CYP1A2 genotype and acute effects of caffeine on resistance exercise, jumping, and sprinting performance. **Journal of the International Society Sports Nutrition,** 17, 21, 2020.

117. PICKERING, C. Caffeine, CYP1A2 genotype, and sports performance: is timing important? **Irish Journal of Medical Science,** 188(1), p. 349-350, 2019.

118. PASCHALIS, V. *et al.* Low vitamin c values are linked with decreased physical performance and increased oxidative stress: reversal by vitamin c supplementation. **European Journal of Nutrition,** 55(1), p. 45-53, 2016.

119. PAULSEN, G. *et al.* Vitamin C and E supplementation hampers cellular adaptation to endurance training in humans: a double-blind, randomised, controlled trial. **The Journal of PhysioloLy,** 592, p. 1887-1901, 2014.

120. GARG, R. *et al.* Niacin treatment increases plasma homocyst(e)ine levels. **American Heart Journal,** 138, p. 1082-1087, 1999.

121. REID, I. R. Therapy of osteoporosis: calcium, vitamin D, and exercise. The **American Journal of the Medical Sciences,** 312(6), p. 278-286, 1996.

122. GRADOS, F. *et al.* Effects on bone mineral density of calcium and vitamin D supplementation in elderly women with vitamin D deficiency. **Joint Bone Spine,** 70(3), p. 203-208, 2003.

123. HALLIDAY, T. M. *et al.* Vitamin D status relative to diet, lifestyle, injury, and illness in college athletes. **Medicine & Science in Sports & Exercise,** 43, p. 335-343, 2011.

124. NIEMAN, D. C. Exercise immunology: nutritional countermeasures. **The Canadian Journal of Applied Physiology,** 26, p. 45-55, 2001.

125. BONKE, D.; Nickel, B. Improvement of fine motoric movement control by elevated dosages of vitamin B1, B6, and B12 in target shooting. **International Journal for Vitamin and Nutrition Reserch.** 30, p. 198-204, 1989.

126. SAWKA, M. N.; MONTAIN, S. J. Fluid and electrolyte supplementation for exercise heat stress. **The American Journal of Clinical Nutrition,** 72, p. 564-572, 2000. Supl. 2.

127. BOHL, C. H.; VOLPE, S. L. Magnesium and exercise. **Critical Reviews in Food Science and Nutrition,** 42(6), p. 533-563, 2002.

128. ZEMEL, M. Role of dietary calcium and dairy products in modulating adiposity. **Lipids,** 38(2), p. 139-146, 2003.

129. ZOURDOS, M. C.; SANCHEZ-GONZALEZ, M. A.; MAHONEY, S. A brief review: the implications of iron supplementation for marathon runners on health and performance. **The Journal of Strength & Conditioning Research,** 29(2), p. 559-565, 2015.

130. VOLPE, S. L.; BLAND, E. Vitamins, minerals, and exercise. In: ROSENBLOOM, C. A.; COLEMAN, E. J. **Sports nutrition:** a practice manual for professionals. 5 ed. Academy of Nutrition and Dietetics: Chicago, p. 75-105, 2012.

131. HAYMES, E. I. *In:* DRISKELL, J.; WOLINSKY, I. **Sports nutrition:** vitamins and trace elements. New York: CRC/Taylor & Francis, p. 203-216, 2006.

132. PEELING, P. *et al.* Iron status and the acute post-exercise hepcidin response in athletes. **PLoS ONE,** 9(3), 2014.

133. BUCK, C. L. *et al.* Sodium phosphate as an ergogenic aid. **Sports Medicine,** 43(6), p. 425-435, 2013.

134. GLEESON, M.; BISHOP, N. C. Elite athlete immunology: importance of nutrition. **International Journal of Sports Medicine,** 21, p. 44-50, 2000. Supl. 1.

135. SINGH, A.; FAILLA, M. L.; DEUSTER, P. A. Exercise-induced changes in immune function: effects of zinc supplementation. **Journal of Applied Physiology,** 76(6), p. 2298-2303, 1994.

136. GIL, S. M.; YAZAKI, E.; EVANS, D. F. Aetiology of running-related gastrointestinal dysfuction. How far is the finishing line? **Sports Medicine,** 26(6), p. 365-378, 1998.

137. RAJILIĆ-STOJANOVIĆ, M.; DE VOS, W. M. The first 1000 cultured species of the human gastrointestinal microbiota. **FEMS Microbioloy Reviews,** 38(5), p. 996-1047, 2014.

138. GIL, S. M.; YAZAKI, E.; EVANS, D. F. Aetiology of running-related gastrointestinal dysfuction. How far is the finishing line? **Sports Medicine,** 26(6), p. 365-378, 1998.

139. LIRA, C. A. B. de *et al.* Efeitos do exercício físico sobre o trato gastrintestinal. **Revista Brasileira de Medicina do Esporte,** v. 14, n. 1, p. 64-67, 2008.

140. LORENZO, M.; CAPURSO, L. FAO/WHO guidelines on probiotics: 10 years later. **Journal of Clinical Gastroenterology,** 46, 2012. Supl. 9.

141. JEUKENDRUP, A. E. *et al.* Relationship between gastro-intestinal complaints and endotoxaemia, cytokine release and the acute-phase reaction during and after a long-distance triathlon in highly trained men. **Clinical Science,** 98(1), p. 47-55, 2000.

142. CLARK, A.; MACH, N. The crosstalk between the gut microbiota and mitochondria during exercise. **Frontiers in Physiology,** 8, 319, 2017.

"Aprendi desde menino que tudo na vida a gente consegue com luta e dignidade: correr com as pernas, aguentar com o coração, vencer com a cabeça."

VANDERLEI CORDEIRO DE LIMA, MARATONISTA PELO BRASIL

"Fácil é sonhar todas as noites; difícil é lutar por um sonho todos os dias."

LORENA MOLINOS, NADO SINCRONIZADO PELO BRASIL

"A vontade de se preparar deve ser maior que a de vencer. A vitória é uma consequência da boa preparação."

BERNARDINHO, TÉCNICO DA SELEÇÃO BRASILEIRA DE VÔLEI

"No que diz respeito ao empenho, ao compromisso, ao esforço, à dedicação, não existe meio termo. Ou você faz uma coisa bem feita ou não faz."

AYRTON SENNA, PILOTO DE FÓRMULA 1 PELO BRASIL